LE

PHTISIQUE PARISIEN

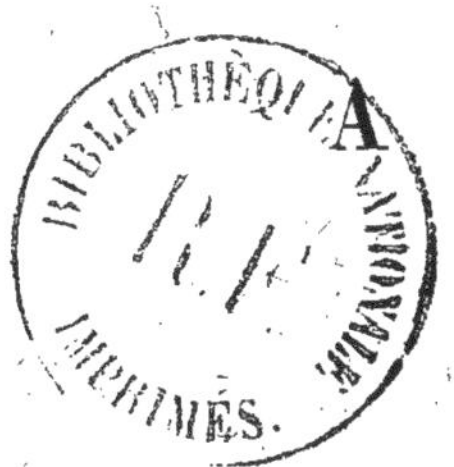

A L'HOPITAL

PAR

Le Dr Clément PIERRHUGUES

DOCTEUR EN MÉDECINE

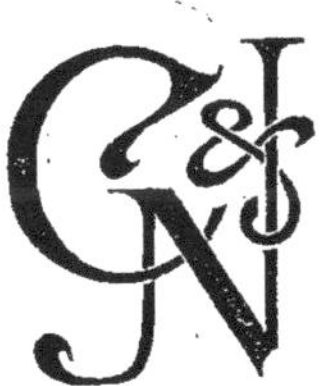

PARIS

GEORGES CARRÉ ET C. NAUD, EDITEURS

3, RUE RACINE, 3

—

1898

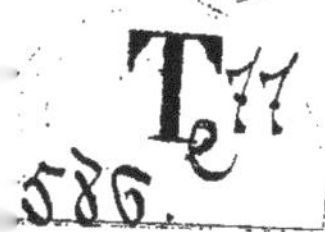

LE

PHTISIQUE PARISIEN

A L'HOPITAL

LE

PHTISIQUE PARISIEN

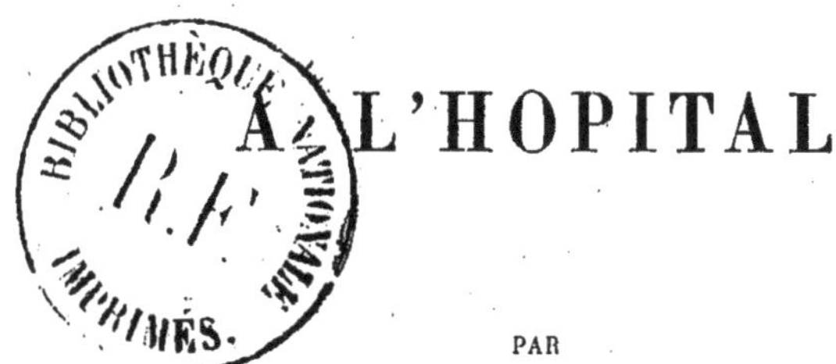

À L'HOPITAL

PAR

Le Dr Clément PIERRHUGUES
DOCTEUR EN MÉDECINE

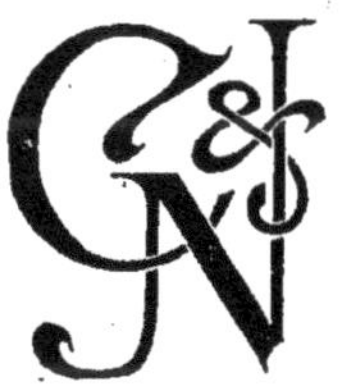

PARIS
GEORGES CARRÉ ET C. NAUD, ÉDITEURS
3, RUE RACINE, 3

—

1898

INTRODUCTION

La tuberculose pulmonaire est assurément la maladie qui fait le plus de victimes en Europe. Pour ne parler que de ce qui se passe en France, c'est plus de cent mille individus qui, chaque année, meurent de cette affection ; et parmi ce nombre, Paris en fournit 14,000 environ !

La sagacité des médecins s'exerce déjà depuis de longues années à enrayer ce terrible fléau. Mais ce n'est que depuis peu de temps qu'on est arrivé à des conceptions justes et raisonnées du traitement de la phtisie. C'est d'abord Villemin qui, en 1865, montre « que l'inoculation des produits tuberculeux provenant de l'homme au lapin, détermine chez cet animal des lésions tuberculeuses, généralisées dans les divers organes ». Un premier point était donc déjà établi : l'inoculabilité de la tuberculose. C'était là un événement scientifique considérable et, de cette époque date, pour l'histoire de la tuberculose, non seulement un progrès incomparable, mais une révolution dans la façon de comprendre la maladie.

Restait à découvrir quel était l'agent provocateur des lésions tuberculeuses. Robert Koch, le 24 mars 1882, établit d'une façon définitive et irréfutable la nature parasitaire de la maladie : il montra qu'elle était due à un bacille spécial qu'il parvint à cultiver et à inoculer.

La tuberculose était donc une maladie infectieuse, au même titre que le choléra, la fièvre typhoïde et tant d'autres. La base du traitement revenait à résoudre le problème suivant : empêcher l'inoculation du bacille chez des individus jusque-là indemnes.

Avant la découverte du bacille, quelques auteurs avaient déjà soupçonné la contagiosité de la tuberculose, puisque Galien rangeait la phtisie parmi les maladies transmissibles, avec la peste et la gale. — J. Franck et Van Swieten évitaient soigneusement de faire l'autopsie des phtisiques, laquelle inspirait une véritable terreur à Morgagni. En 1790, à Nancy, on fit brûler sur la grande place de cette ville le mobilier d'une femme phtisique. A Naples, un édit royal du 20 septembre 1785 prescrivait la séquestration des phtisiques, la désinfection des locaux, effets, meubles..., le tout sous peine de trois ans de galères pour les vilains, de trois ans de château-fort et de trois cents ducats d'amende pour les nobles.... De Musgrave-Clay publia, en 1879, une thèse excellente sur la contagiosité de la phtisie pulmonaire (1).

Mais ce n'est que depuis la découverte de Koch que la contagiosité de la tuberculose put être réellement démontrée. Dans ces dernières années, cette question a été une de celles qui furent le plus à l'ordre du jour ; les sociétés médicales des différentes nations ont toutes eu en vue

(1) Courtois-Suffit. (Art. Tuberculose, du *Manuel de médecine* Debove et Achard, t. IX).

l'étude de la contagion de la tuberculose. Pour ne parler que des travaux les plus importants sur ce sujet, nous citerons ceux de Debove, de Grancher, de Landouzy, de Straus et de Letulle. Par de nombreuses observations ils ont démontré la facilité de la contagion de la tuberculose dans les hôpitaux de Paris. Le résultat de ces études fut de montrer que c'était surtout par les poussières que se trouvait transmis le bacille. Le bacille de Koch est très résistant ; le crachat du tuberculeux qui le renferme se dessèche et le bacille se trouve ainsi dans la poussière des salles, se mélangeant à l'air que les malades respirent ; ou encore cette poussière funeste s'abat sur les aliments, sur les divers objets dont font usage les malades, et ainsi se trouve propagé le germe infectieux.

Que fallait-il donc faire pour éviter cette contagion ? Soumettre les malades à des mesures d'hygiène rigoureuses et sagement appliquées. Aussi depuis quelques années les médecins des hôpitaux, les hygiénistes, les administrateurs de l'Assistance publique se sont-ils préoccupés de cette question des tuberculeux dans les hôpitaux de Paris. Dans ces dernières années une commission spéciale fut nommée par le directeur de l'Assistance publique et chargée d'étudier « la réforme de l'hospitalisation des tuberculeux et, par voie de conséquence, la réforme de beaucoup de pratiques hospitalières reconnues défectueuses ». A la fin de l'année 1896, MM. Grancher et Thoinot établirent le rapport de cette commission.

Depuis, un nouvel hôpital a été élevé à Paris. Nous voulons parler de celui que, grâce au legs généreux fourni par Mme Boucicaut, l'Assistance publique a pu élever dans le quartier de Grenelle. L'inauguration de cet hôpital est un fait tout récent (novembre 1897). Le service de médecine a été confié aux soins de notre maître, le Dr Letulle. Des pavillons d'isolement pour les tuberculeux y ont été aménagés d'après les idées nouvelles dont nous venons de parler.

Sur les conseils de M. Letulle, nous nous proposons d'étudier ici cette question des tuberculeux dans les hôpitaux de Paris. Nous verrons les défauts anciens qu'on a cherché à combattre dans le nouvel hôpital, nous verrons les progrès qu'on y a réalisés, mais malheureusement l'idéal est encore loin d'être atteint. Nous nous proposons encore de montrer ce qui pourrait être fait ; car si l'on a beaucoup travaillé, si les réformes instituées sont excellentes, combien grandes sont encore les défectuosités que l'on rencontre à chaque instant ; combien lente est cette marche vers le progrès !

Nous n'aborderons pas ici la question de la curabilité de la tuberculose ; c'est un fait nettement démontré par les observations cliniques et anatomo-pathologiques. Nous ne nous occuperons pas également du traitement médicamenteux qui n'est qu'un adjuvant de la cure chez le phtisique. Nous n'aurons ici en vue que le traitement hygiénique du tuberculeux. Car l'hygiène du phtisique est devenue le traitement de la phtisie elle-même.

Quelles doivent être les mesures hygiéniques à prendre dans les hôpitaux ? Tout d'abord ce que l'on s'est efforcé de combattre, c'est la contagion même de la tuberculose, d'où des réformes utiles décidées dans l'isolement du tuberculeux, dans la construction et l'aménagement des hôpitaux. Mais il est d'autres points importants à considérer, c'est le traitement de la tuberculose même, nous voulons parler de la cure d'air, de la cure de repos et de la cure d'alimentation.

Nous aurons donc à envisager ces différentes questions et à voir à propos de chacune d'elles ce qui était fait jadis, ce qu'on fait aujourd'hui et ce que l'on pourrait encore faire.

Mais avant de commencer cette étude, nous avons un devoir à remplir, celui de témoigner notre reconnaissance à nos maîtres.

M. le Dr Letulle a été pour nous un maître d'une bienveillance dont nous garderons le plus profond souvenir ; nous le remercions de nous avoir aidé de ses sages conseils pour notre travail. Nous ne saurons jamais assez lui exprimer notre gratitude pour toute la sympathie et tout l'intérêt qu'il nous a témoignés.

Nous honorons tout particulièrement la mémoire de notre regretté maître le professeur Hanot. Nous n'oublierons jamais sa sollicitude et son dévouement pour ses élèves ; ses causeries familières au lit du malade, dans son service de l'hôpital Saint-Antoine, ont été pour nous d'un enseignement fécond. Que sa mémoire reçoive ici un bien faible hommage d'admiration !

Que M. le professeur Guignard, membre de l'Institut, reçoive l'assurance de notre vive reconnaissance.

Nous n'oublierons pas non plus les marques de sympathie que nous ont données M. Lecomte, professeur au lycée Saint-Louis, M. Ouvrard, docteur ès sciences, M. le Dr André, professeur agrégé.

C'est au Dr Polaillon que nous devons nos premières connaissances chirurgicales. M. le Dr Walther nous a toujours témoigné la plus grande bienveillance dans tous ses conseils.

Nous prions MM. le Dr Œttinger et le Dr Mathieu d'accepter nos plus vifs remerciements pour l'accueil bienveillant qu'ils nous ont fait dans leur service. Nous devons à leur extrême obligeance quelques-unes de nos observations.

Nous remercions également le Dr Cazin, chef de clinique chirurgicale, de l'amitié dont il a bien voulu nous honorer.

Nous avons fait notre stage à la clinique Tarnier, sous la direction du Dr Dubrisay, chef de clinique ; il nous a été un excellent maître pour notre éducation obstétricale.

M. le professeur Grancher a bien voulu accepter la présidence de notre thèse ; qu'il daigne accepter nos sentiments respectueux et notre sincère reconnaissance pour l'honneur qu'il nous fait.

Nos amis Fuchs et le Dr L. Delage ont fait à notre intention quelques photographies de l'hôpital Boucicaut, que nous avons reproduites dans notre travail. Nous les remercions de ce témoignage de sincère amitié.

Paris, le 9 juin 1898.

PROPHYLAXIE

DE

LA TUBERCULOSE PULMONAIRE

DANS LES HOPITAUX DE PARIS

Les médecins qui se refusent à croire à la contagion de la tuberculose pulmonaire sont bien rares aujourd'hui. Presque tous s'accordent à reconnaître que les poussières renfermant le bacille de Koch sont les agents propagateurs de la tuberculose. Le bacille a été vu sur les murs de l'hôpital et sur le parquet (Cornet) ; Straus a montré qu'on le rencontrait fréquemment dans les fosses nasales des infirmiers et des étudiants ; Lermoyez et Dieulafoy ont constaté sa présence dans la gorge. On ne peut donc plus douter de la contagion de la tuberculose, et c'est par l'air que se fait cette contagion.

Aussi depuis quelques années les médecins et les hygiénistes, aussi bien en France qu'à l'étranger, se sont efforcés de combattre cette contagion. Ces idées ne datent pas d'aujourd'hui, puisqu'en 1868 l'Angleterre construisait un hôpital spécial pour tuberculeux dans l'île de Wight ; en 1878 le professeur Grancher, en France, proposait déjà certaines réformes hospitalières. Mais ce n'est que peu à peu qu'elles ont été tentées dans notre pays qui, aujourd'hui, semble vouloir entrer dans la voie du progrès.

Partant de ce principe que le bacille tuberculeux est transmissible par l'air, on s'est efforcé de combattre sa dissémination afin de préserver les individus sains et les autres malades indemnes de tuberculose, venus à l'hôpital pour d'autres affections.

La première réforme accomplie dans ce but fut la dotation d'un crachoir individuel remis à chaque malade. A partir de ce jour on ne devait ni cracher dans son mouchoir et encore moins sur le sol. Tout le monde connaît encore les crachoirs en étain, puis les crachoirs en porcelaine qui ont remplacé les premiers.

Mais ce n'était pas suffisant de recueillir les crachats du phtisique. Il fallait encore les détruire, d'où la question de la désinfection. Or celle-ci n'existe pas dans nos hôpitaux, et nous nous rappelons, à l'Hôtel-Dieu, avoir vu faire le nettoyage des crachoirs simplement de la façon suivante : l'infirmier de la salle les ramassait et se rendait aux water-closets ; là il les déposait dans une grande cuvette servant à vider bassins et urinaux ; il laissait couler le robinet pendant quelques minutes et c'était tout. Donc la destruction du bacille n'existait pas, ce qui est une faute grave.

Depuis une dizaine d'années, le Dr Duguet a remplacé le crachoir en porcelaine par un crachoir en verre teinté, à large base et à large goulot, très résistant même à l'eau bouillante. Il a une hauteur de 20 centimètres environ et contient une solution d'acide phénique, ce qui constitue déjà un moyen d'atténuation du bacille, en attendant sa destruction par la stérilisation.

Il existait depuis longtemps des crachoirs déposés à terre dans les escaliers, les corridors des hôpitaux, comme cela a lieu dans la plupart des édifices publics ou des habitations réunissant un grand nombre d'individus. Mais on ne poursuivait qu'un but : *éviter la souillure du sol et des parquets, par simple mesure de propreté et non par mesure d'hygiène*. Les crachoirs renfermaient du sable. Les malades de nos hôpitaux, habitués à une propreté relative, se servaient peu du crachoir ou expectoraient à côté. Dans les hôpitaux pourvus de galeries où pouvaient se promener les malades, le sol était souillé à chaque pas. Puis en admettant qu'on fît usage du crachoir, ce n'était là qu'une mauvaise mesure, le crachat déposé sur le sable se desséchant facilement comme sur le sol même.

Les hygiénistes connaissaient cependant les inconvénients du crachoir contenant du sable ; et ce n'est que dans ces toutes dernières années qu'on a remplacé le sable par des solutions antiseptiques. Les malades commencent à comprendre l'utilité du crachoir et deviennent plus propres en général ; mais cette propreté n'est que relative, puisque dans les jardins on est dans l'obbligation de cracher par terre, ce qui est d'un grand inconvénient au point de vue de l'hygiène commune.

Un progrès était réalisé puisqu'on parvenait à diminuer la dissémination des crachats. L'installation des crachoirs individuels et collectifs est aujourd'hui générale dans tous les hôpitaux de Paris, mais ils sont encore défectueux ; nous verrons que tout récemment on est arrivé sur ce point à un résultat pour ainsi dire parfait.

Il existe encore d'autres mesures, prises contre la dissémination du bacille tuberculeux; malheureusement on n'a pas généralisé ces réformes dans tous les hôpitaux et trop peu de chefs de service les ont mises en pratique.

Nous parlerons d'abord de la question des rideaux aux lits des malades et aux fenêtres. Presque partout aujourd'hui ils ont disparu. C'était certes d'un aspect coquet que ces salles avec tous les lits aux rideaux blancs, quand ils l'étaient ; car souvent on les laissait trois et quatre mois sans les changer. Ils avaient le grave inconvénient de prendre facilement la poussière et de devenir ainsi de véritables nids à microbes. Cependant il existe encore des salles qui ont conservé leurs rideaux. C'est ainsi qu'à l'Hôtel-Dieu quelques chefs de service n'ont pu se résoudre à les faire disparaître.

C'est encore pour éviter les poussières et empêcher qu'elles ne séjournent dans les coins que les architectes se sont décidés, dans les constructions nouvelles, à faire disparaître les angles dans les salles. Partout les coins sont arrondis et faciles à nettoyer.

Une question plus grave qui n'est encore aujourd'hui qu'à l'état d'essais dans quelques services, est la question du nettoyage des salles. Le balayage est un procédé des plus défectueux. On n'arrive ainsi qu'à soulever la poussière du sol et à la mélanger à l'air respiré ; la quantité de microbes ainsi répandue est considérable. Pour remédier à cet inconvénient quelques rares médecins ont substitué dans leurs services le lavage au balayage des parquets. Depuis trois ans le Dr Letulle, à Saint-Antoine, faisait nettoyer ainsi ses salles. On ne pratiquait pas le lavage en grand, on passait seulement des linges humides trempés dans des solutions antiseptiques de sulfate de cuivre ou d'acide phénique. On s'aperçut bientôt de la valeur de cette réforme ; car tous les malades trouvaient un bien-être qu'ils ne connaissaient pas quand le balayage à sec soulevait des nuées de poussière.

Les médecins de l'Hôtel-Dieu, en 1895, firent une pétition pour réclamer ce nouveau mode de nettoyage ; les choses en sont restées là car on y pratique encore et le balayage à sec et le cirage des parquets.

Dans les salles, la substitution d'un matériel en fer au matériel en bois est encore une lutte pour empêcher la contagion de la tuberculose.

Les vieilles tables de nuit que nous trouvons actuellement dans presque tous les hôpitaux sont des plus défectueuses. Elles servent de véritable armoire aux malades qui y entassent leurs vêtements, leurs aliments et leurs objets de toilette. Elles sont très difficiles à nettoyer. De temps à autre on les passe bien complètement à l'eau, mais l'intérieur est laissé de côté puisqu'on ne le voit pas. Aussi on les a remplacés dans quelques services par des tables tout en fer dont les parois sont démontables, un nettoyage sérieux peut donc être fait. Ce sont là les tables de nuit qui existent depuis plusieurs années à la Clinique Tarnier, par exemple. Nous verrons qu'un nouveau modèle, encore plus pratique a été adopté ; c'est celui qui est en usage à l'hôpital Boucicaut et dans les salles d'isolement des autres hôpitaux.

La question des lits est encore de la plus haute importance. Le vieux sommier en bois recouvert de toile a complètement disparu. On l'a remplacé par des sommiers tout en fer et à claire-voie, plus faciles à nettoyer. Mais c'était d'une grande difficulté, avec les ressorts à boudin, de conserver propre l'intérieur ou la poussière s'accumulait facilement ; le plus souvent, la rupture d'un ressort, qu'on ne changeait pas tout de suite, laissait le malade mal couché. On avait déjà adopté dans quelques hôpitaux les sommiers Herbet qui sont d'une grande simplicité, facilement démontables et stérilisables. Le sommier ne se composant que de lames élastiques en fer reliées ensemble et un peu cintrées ; constitue un sommier très doux, très élastique et d'une solidité cent fois plus grande que celle des ressorts à boudin.

Tels étaient les essais ou les simples projets de réformes faits pour combattre la propagation effrayante de la tuberculose. En somme, beaucoup de théorie, mais bien peu de pratique, car les améliorations ne se faisaient que dans quelques services. Chacun s'efforçait de crier que tout était à faire ; chacun montrait les inconvénients à combattre. On réclamait des hôpitaux spéciaux, des sanatoria où seraient traités les phtisiques de Paris. Le Conseil municipal décida la construction d'un sanatorium à Angicourt, dans le département de l'Oise, pouvant contenir 200 lits seulement. En somme, ce n'est que lentement, trop lentement, quand on voit ce qui se passe à l'étranger, qu'on se décidait à entrer directement dans la voie des progrès à réaliser.

C'est alors qu'au mois de janvier 1896 eut lieu à l'Académie de médecine une discussion sur les mesures à prendre dans les hôpitaux contre la phtisie pulmonaire. MM. Terrier et Debove y déclarèrent d'une façon formelle la contagion effrayante de la tuberculose et se plaignirent de l'hygiène défectueuse des hôpitaux parisiens. Et M. Debove concluait en réclamant l'isolement des tuberculeux.

La discussion de l'Académie de médecine ne resta pas sans écho. MM. Bompard et Clairin saisirent de la question le Conseil municipal de Paris et demandèrent la nomination d'une Commission spéciale chargée d'étudier et de déterminer les mesures propres à empêcher la contagion de la tuberculose dans les hôpitaux. Cette Commission fut instituée sous la direction de M. Peyron, directeur de l'Assistance publique ; elle se composait de médecins de nos hôpitaux, d'hygiénistes dont les noms font autorité, et d'administrateurs compétents en matière d'assistance.

La question dont l'examen lui fut confiée était des plus complexes : on écartait, pour le moment du moins, la solution la meilleure, à savoir : la création d'hôpitaux spéciaux pour tuberculeux qui est, en raison de la dépense qu'elle entraînerait, d'une réalisation pour ainsi dire impossible. La Commission avait seulement à rechercher les moyens de combattre la tuberculose en utilisant les locaux existants.

Au mois de novembre 1896, MM. Grancher et Thoinot établirent un rapport au nom de la Commission de la tuberculose. L'objet des travaux de celle-ci peut se condenser en quatre formules :

1° Isolement des tuberculeux ;

2° Antisepsie médicale ;

3° Le personnel hospitalier ;

4° Le traitement des tuberculeux à domicile.

Voyons pourquoi la Commission a été amenée à traiter

ces questions et comment elle invite à les réaliser. (Nous laisserons de côté le traitement des tuberculeux à domicile, ce qui nous entraînerait en dehors de notre sujet).

1° **Isolement des tuberculeux.** — Le tuberculeux admis à l'hôpital trouve dans la salle commune, avec le traitement médical, un asile contre la faim et le froid, mais rarement la guérison ; il y apporte, en retour, le germe de son mal. Par suite, telle qu'elle est aujourd'hui, l'hospitalisation de nos salles communes ne convient plus aux tuberculeux, puisque nous savons que la tuberculose est *contagieuse* et qu'elle est *curable*.

La contagion se fait par les crachats desséchés, répandant dans l'air les bacilles par milliards. Le tuberculeux est donc un danger pour ses camarades de salle et, en conséquence, il doit être éloigné des services ordinaires et soigné à part.

Il est une autre raison, non moins impérieuse, qui milite en faveur de l'isolement des tuberculeux : c'est l'intérêt, bien compris, du tuberculeux lui-même. La tuberculose est curable dans certaines mesures. Or que faut-il donner aux tuberculeux pour les guérir, quand la guérison est encore possible ? Il faut leur donner des forces nouvelles et relever leur organisme. Comment ? Par une aération continue et réglée de jour et de nuit, par une alimentation rigoureuse, par le repos prolongé et le sommeil. Or, rien de cela n'est possible dans la salle commune. L'aération est empêchée par le pneumonique ou le rhumatisant dont la maladie exige que la fenêtre soit close. L'alimentation est rendue difficile par le défaut d'aération et le manque d'appétit qui en est la conséquence. Quant au repos et au sommeil ils sont troublés par le malade endolori ou délirant.

En conséquence, dans l'intérêt général et dans l'intérêt du tuberculeux lui-même, celui-ci doit être soigné à part et isolé. On y parviendra en installant les phtisiques dans des salles spécialement réservées pour eux et contenant peu de lits. Ce qui est résumé dans cette formule proposée par M. Roux et adoptée à l'unanimité par la Commission : « *La meilleure manière de combattre et de traiter la tuberculose, c'est d'isoler les tuberculeux, parce qu'ainsi on évitera la contagion et parce que, dans les hôpitaux spéciaux, les tuberculeux seront dans de meilleures conditions thérapeutiques* ».

Comment réaliser cet isolement ? Le sanatorium est l'idéal pour la cure hygiénique.

L'Assistance publique a commencé, à Angicourt, pour les tuberculeux curables, la construction d'un sanatorium semblable à ceux que l'on rencontre à l'étranger ; pour les incurables, elle a décidé la fondation d'un hôpital-hospice de 400 lits destiné à les recueillir.

La commission a pensé qu'il valait mieux créer dans nos hôpitaux, à la place de l'hôpital-hospice, des pavillons spéciaux destinés aux phtisiques.

Lariboisière, Laënnec, Tenon peuvent donner des pavillons faciles à isoler et commodes à adapter à la cure de la tuberculose. Des constructions nouvelles seront faites à Saint-Antoine, La Pitié, Cochin, Broussais, Bichat et Boucicaut. On arriverait ainsi à un total de 1,100 lits destinés spécialement aux phtisiques ; leurs pavillons spéciaux, s'ils sont bien tenus, réaliseront les conditions essentielles du sanatorium ; on pourra y soigner et y guérir beaucoup de malades.

2° **Antisepsie médicale des salles d'hôpitaux.** — M. Grancher est parvenu, aux Enfants-Malades, à démontrer qu'on pouvait, dans les anciens hôpitaux, éviter la contagion des maladies telles que la coqueluche, la rougeole, la varicelle, les oreillons, la scarlatine, la diphtérie, etc., par un système de défense contre la contagion médicale. Or, il est possible de combattre la contagion de la tuberculose par certaines mesures que propose la commission.

a) *Substitution du lavage des parquets au balayage à sec et au cirage qui souillent l'atmosphère de germes pathogènes et contribuent ainsi à faire œuvre de contagion.* L'époussetage serait de même remplacé par le lavage à la serviette humide.

b) *Recueil et désinfection de tous les crachats.* La virulence de tous les crachats doit être anéantie ; pour cela *aucun crachat ne doit tomber sur le sol. Les malades ne doivent expectorer que dans leur crachoir. Tout crachoir avec son contenu doit être désinfecté.* Telle est la triple formule à réaliser pour atteindre le but.

La Commission propose de remplacer le crachoir en étain ou en porcelaine par le crachoir du Dr Duguet. La désinfection des crachoirs serait confiée à une escouade d'*infirmiers sanitaires*. Le crachoir et son contenu seront soumis, pendant vingt minutes à l'ébullition dans un bain chargé de 10 grammes de carbonate de soude par litre ; les crachats seront ainsi dissous et détruits.

Comme crachoir commun, la Commission adopte un

petit vase en tôle émaillée, fixé à un mètre de hauteur au-dessus du sol.

Les deux crachoirs individuels et collectifs contiendraient une solution phéniquée s'opposant à la dessiccation si dangereuse des crachats.

Des avis seraient affichés prévenant les malades d'avoir soin de ne pas cracher sur le sol. S'ils ne se conformaient pas à cette discipline, il s'exposeraient à la réprimande et même à l'expulsion.

c) *Désinfection de tous les effets à l'usage des malades.* — Tous les objets servant aux malades : cuvettes, cuillères, fourchettes, etc., seront soumis pendant 5 minutes à l'ébullition en présence du carbonate de soude. Des brosses, des cure-ongles seront mis à la disposition des malades ; les lavabos seront munis de liquides désinfectants.

d) *Réforme du mobilier des salles.* — Le lit du système Herbet est adopté ; les rideaux des lits et des fenêtres sont supprimés ; les tables de nuit, les grands meubles, sortes de comptoirs qu'on était habitué à voir dans les salles d'hôpitaux, sont remplacés par des meubles tout en fer, démontables et faciles à désinfecter.

e) *Habillement des malades.* — Les malades ne garderont plus comme autrefois les vêtements qu'ils portent à leur entrée ; ceux-ci seront désinfectés à l'étuve et échangés pendant le séjour à l'hôpital contre des vêtements appartenant à la maison.

Enfin, dans la seconde partie du rapport, la Commission insiste sur la nécessité de créer des escouades d'*infirmiers sanitaires* choisis parmi les agents les plus instruits, qui seront chargés de maintenir partout la bonne règle et de veiller à l'exécution des mesures prescrites ; ils auront sur les autres infirmiers et sur les malades une autorité suffisante pour se faire respecter.

3° **Réforme et protection du personnel hospitalier.** — Enfin la Commission s'est occupée de la situation mauvaise faite aux infirmiers. On sait combien d'infirmiers sont touchés par la tuberculose contractée dans leur service. La Commission insiste surtout sur le logement des infirmiers. M. Landouzy affirme que les dortoirs *sont tenus d'une façon inavouable ; ils ne sont pas sales ; ils sont dégoûtants.*

Elle demande encore que le recrutement des infirmiers soit fait avec l'avis d'une commission médicale, afin de ne pas admettre d'employés atteints de tuberculose.

Telles étaient les réformes que la Commission de la tuberculose réclamait en 1896, comme nécessaires et urgentes, comme étant conformes à l'état actuel de la science et aux droits de l'humanité.

Comment, depuis cette époque, l'Assistance publique, a-t-elle réalisé ces vœux ?

A Tenon, à Laënnec, à Lariboisière, dans chacun de ces hôpitaux ont été aménagées deux salles, une pour les hommes, l'autre pour les femmes, et spécialement réservées aux phtisiques.

Les murs de ces salles ont été enduits d'une peinture spéciale appelée ripolin, qui permet un lavage très facile au torchon trempé dans une solution de sulfate de cuivre.

Le balayage est remplacé par l'essuyage du parquet au

linge humide ; mais le parquet n'ayant pas été rendu étanche, il est impossible d'y pratiquer le lavage à grande eau.

Tous les lits ont été remplacés par ceux du système Herbet.

Les tables de nuit ont été également remplacées ; ce sont les mêmes que nous trouverons à Boucicaut.

Comme à cet hôpital, on a adopté un modèle nouveau de crachoir collectif que nous décrirons plus loin, et on a remplacé les anciens crachoirs individuels par celui du Dr Duguet. Tous ces crachoirs sont stérilisés à l'aide d'un appareil spécial construit par MM. Legueu et Thoinot, dont il est également fait usage à Boucicaut.

Les grands meubles situés au milieu des salles ont été remplacés par des tables dont nous donnons plus loin la description.

Voilà comment ont été utilisés les anciens établissements pour l'isolement des tuberculeux et pour éviter la contagion hospitalière de la tuberculose.

Voyons maintenant, à l'hôpital Boucicaut, ouvert depuis qu'ont été faits les travaux de la Commission de la tuberculose, comment on a mis à exécution les mesures qu'elle réclamait.

L'HOPITAL BOUCICAUT (1)

Le 1er décembre 1897, le Président de la République inaugurait à Paris l'hôpital Boucicaut, dû au legs généreux fait par Mme veuve Boucicaut, propriétaire des magasins du Bon Marché.

Le nouvel hôpital est situé au n° 62 de la rue de la Convention, dans le quartier de Javel. Il se trouve complètement isolé, par les rues qui l'entourent sur ses quatre côtés, des maisons ou usines du voisinage, dans un quartier encore peu peuplé, non loin des fortifications, ce qui le place dans d'excellentes conditions hygiéniques.

Il occupe un terrain d'une superficie de 30,000 mètres carrés dont les bâtiments ne couvrent que 7,500 mètres carrés. Le reste est formé de cours et jardins assurant une large part à la lumière et à l'air.

Les matériaux employés pour la construction sont : la pierre, la brique et le fer. Le bâtiment d'entrée qui forme façade et où se trouvent les locaux réservés à l'administration et au service de consultation est en pierre. Les pavillons pour les malades ainsi que les services géné-

(1) Pour cette description, nous avons fait de nombreux emprunts à l'excellent article de Jayle, paru dans la *Presse médicale*, n° 100, 1er décembre 1897.

raux sont en brique et fer, sur soubassement en meulière. La couverture est en tuile rouge à emboîtement. Le tout est d'un aspect coquet et agréable.

Nous prenons le malade dès son arrivée à l'hôpital : il passe par le service de la consultation. Là, une fois admis, il est aussitôt dirigé sur la salle de bains, où, suivant les instructions du médecin, il lui est donné soit un bain complet, soit une simple douche. Mais il n'y a pas d'appareils pour donner aux malades du linge chaud.

Tous ses effets d'habillement lui sont retirés, réunis en un paquet ; ils sont dirigés par les sous-sols à la salle réservée à la désinfection où fonctionnent les étuves du système Geneste et Herscher.

Au sortir du bain, le malade revêt des vêtements appartenant à l'hôpital, qu'il conservera pendant son séjour ; ces vêtements ont été préalablement passés à l'étuve. Cet habillement comprend pour les hommes, comme pour les femmes, une chemise, une longue veste, sorte de robe de chambre ; pour les uns un pantalon, pour les autres un jupon, des pantoufles et des bas.

Alors le malade est dirigé sur le service où il sera traité, et où, par suite des dispositions prises, il ne pénétrera que dans un état de propreté très satisfaisant.

Les services hospitaliers sont au nombre de trois : un service de médecine, un service de chirurgie et un service d'accouchement complètement isolé des deux autres services, ils forment un ensemble de 160 lits.

Le service de la Maternité est situé au fond de l'hôpital.

De chaque côté de l'allée centrale, sont placés les deux

autres services : à gauche le service de chirurgie et à droite le service de médecine, comprenant chacun quatre pavillons disposés en deux rangées. Il faut y ajouter deux petits pavillons d'isolement situés de chaque côté du pavillon d'entrée. En chirurgie, les suppurants et les non suppurants sont séparés.

Dans le service de médecine, il est réservé deux pavillons aux phtisiques : l'un, de 21 lits, pour les hommes (18 lits dans la salle et 3 chambres à un lit chacune), l'autre, de 14, pour les femmes. Il est à remarquer qu'à Boucicaut le nombre de lits pour hommes l'emporte d'un tiers sur ceux réservés aux femmes, car d'après la statistique hospitalière, il est démontré que les demandes d'admission à l'hôpital sont beaucoup plus élevées de la part des hommes que de celle des femmes.

On a donc ainsi exaucé les vœux de la Commission de 1896, réclamant l'isolement des tuberculeux. Mais on n'a rien fait pour la véritable cure hygiénique.

A part les deux pavillons d'isolement, destinés aux douteux et aux contagieux non transportables, qui contiennent chacun quatre lits, les autres pavillons sont établis d'après un plan à peu près identique.

Un pavillon qui extérieurement comprend deux parties, la première plus étendue n'ayant qu'un rez-de-chaussée, la seconde surmontée d'un premier étage avec deux fenêtres de façade (Pl. 1).

Le rez-de-chaussée est composé de deux parties ; la première précède la salle, elle présente en son milieu un corridor : à droite et à gauche de celui-ci se trouvent l'office, la lingerie, les water-closets avec bidet, le réfectoire. Celui-ci, heureuse innovation, permettra au malade de manger de meilleur appétit et évitera la souillure de son linge de lit. Le repas se prend dans une salle bien éclairée, sur une table de marbre. En face du réfectoire se trouve une salle d'isolement à deux lits. Chez les femmes se trouve une deuxième salle avec une table à spéculum. Une troisième salle d'isolement pour un lit se trouve encore chez les hommes. Avant de pénétrer dans la salle, on aperçoit le cabinet de la sœur surveillante qui, de sa place, peut voir sans se déranger tous les malades, grâce à une large baie vitrée située devant son bureau.

Au-dessus de cette première partie se trouve un premier étage contenant deux chambres à un lit, réservées aux employés du Bon Marché, suivant les dispositions testamentaires de Mme Boucicaut. Chaque chambre possède une large fenêtre. En plus, il y a un lavabo et un water-closet. Le service du premier étage est assuré dans chaque pavillon, par un ascenceur.

La salle pour les malades est d'allure ogivale ; elle a l'aspect d'une coque de vaisseau renversée. La hauteur maxima est de six mètres, la largeur de neuf mètres. Chaque lit a ainsi un cube d'air considérable (80 à 90 mètres cubes), tandis que dans les hôpitaux actuels, le cubage d'un lit est seulement de 45 à 50 mètres cubes d'air.

Les fenêtres s'ouvrent à trois hauteurs et suivant des modes différents. Elles sont séparées par un trumeau devant lequel se trouve un lit.

Il n'existe pas d'angles droits dans la salle, tous sont arrondis. Les parois des murs sont enduites de ripolin qui a l'avantage de pouvoir se laver facilement ; cette peinture vernie rappelle le poli de la porcelaine. Le ton est d'un vert tendre du meilleur effet à l'œil. Le sol est garni de carreaux blancs jaune clair (Pl. 2).

L'éclairage se fait à l'électricité. Ce moyen est parfait, car il évite toute viciation de l'air par les produits de la combustion comme cela se produit dans l'éclairage au gaz ou au pétrole. Les lampes à incandescence sont placées à environ mi-hauteur du trumeau. Elles nous paraissent insuffisantes pour l'éclairage de la salle. Pour la nuit, une lampe avec une ampoule en verre bleu foncé sert de veilleuse.

Le chauffage est à basse pression. La vapeur d'eau (au-dessous de deux atmosphères) arrive dans des tubes disposés en batteries. Ces tubes sous ailettes sont ouverts à leur extrémité ; ils sont placés dans l'embrasure des fenêtres. Un robinet commande l'arrivée de la vapeur et permet de régler facilement la température de la salle. Ce système est préférable à tout autre, même aux systèmes à eau chaude qui sont insuffisants pendant les grands froids et de plus peu maniables; les tuyaux à eau chaude mettant un certain temps à se refroidir, même quand on a fermé les robinets.

L'aération est parfaite, mais insuffisante pour faire la cure d'air. Le soubassement des fenêtres est perforé, en arrière des batteries de chauffe; ainsi se trouve établie la prise d'air. Cet air se trouve chauffé dès son entrée dans la salle et il est repris au sommet de la voûte par des soupiraux qui correspondent à des lanterneaux situés au-dessus du toit. L'ouverture ou la fermeture des prises d'air permet de régler l'aération.

Le malade éprouve un bien-être, dans une atmosphère pareille, qu'il n'éprouve nulle part, pas même dans les hôpitaux étrangers. On croirait en passant d'Andral à Boucicaut vivre à une autre époque.

Enfin la véranda peut compléter cette salle où l'on respire librement. Elle est située à son extrémité ; elle en occupe toute la largeur et n'en est séparée que par un vitrage. Son peu de profondeur est son inconvénient ; elle égaye la salle des malades et on sait que l'effet moral chez le phtisique est un grand point. Elle communique avec la salle par deux portes ; une fenêtre de chaque côté en permet l'aération. Des plantes vertes ornent cette sorte de serre, les carreaux dépolis de différentes nuances atténuent les rayons du soleil, donnant au visiteur qui pénètre dans la salle l'illusion d'un beau coucher de soleil sous un ciel toujours pur (Pl. 3 et 4).

Telle est la disposition intérieure des pavillons ; la note qui domine dans la construction est le souci de l'hygiène et de l'élégance. Nous allons voir que l'aménagement de ces salles a été également fait avec un grand soin et conformément aux mesures que l'on réclamait déjà depuis si longtemps.

Les lits sont tous du système Herbet que nous avons déjà décrit. En arrière du dossier de la tête du lit se trouve une tringle de fer dissimulée par le traversin et l'oreiller ; elle sert à supporter les vêtements du malade. Plus bas, une tablette en fer doit recevoir les bas et les chaussures. Le malade trouve ainsi à placer ses vêtements et n'est plus obligé, comme autrefois, à les glisser sous son traversin ou de les entasser dans sa table de nuit.

Les tables de nuit sont constituées par quatre piliers en métal peint, réunis à deux hauteurs différentes par des tringles également métalliques sur lesquelles reposent deux plateaux en porcelaine. Le plateau supérieur est entouré sur trois de ses côtés par une galerie ; le plateau inférieur se trouve à mi-hauteur de ce meuble. Ces tables ont l'avantage d'être d'un nettoyage des plus faciles ; il est fait avec des linges imbibés de solution antiseptique. Elles ont encore celui d'empêcher les malades d'y cacher, comme dans les tables de bois, des quantités d'objets d'une propreté plus ou moins relative.

Des chaises et des fauteuils en fer, à siège formé de lames de bois, qui ne sont autres que des meubles de jardin, remplacent les anciennes chaises empaillées ; elles sont d'un nettoyage commode. Mais nous aurions préféré cependant la chaise totalement en fer, comme on en trouve dans les jardins publics de Paris.

A ces anciens meubles encombrants, faits en bois recouvert d'une lame épaisse de marbre, connus sous le nom d'appareils de salle, qu'on trouve dans les autres hôpitaux et qui deviennent le meuble de débarras de la salle, c'est-à-dire le réservoir aux fouillis, on a substitué de grandes tables en fer et lave émaillée.

Les pieds de tous les meubles étaient garnis, au début, de petits manchons en bois, destinés à empêcher la détérioration du carrelage. On n'a pu les conserver, un grand nombre s'étant brisés. Et le personnel ne prenait ni le temps ni la patience de les replacer après le nettoyage.

Pour compléter ce mobilier on a mis des lavabos roulants avec brosses et cure-ongles ; des chariots roulants à linge propre et à linge sale ; des chariots à distribution ; tous sont en fer et à roues caoutchoutées. Pour recevoir les pansements sales, il existe des bacs émaillés ; les pansements sont ensuite transportés au four à incinération et détruits.

Tous les récipients, verres, brocs, pots, etc., devaient être munis d'un couvercle métallique, pouvant facilement se stériliser, ils avaient pour but d'éviter que la poussière tombât dedans ; malheureusement cette réforme n'a pas été accomplie.

Il existe encore une balance pour prendre le poids des malades ; deux baignoires dans chaque salle. Mais les bains généraux et l'hydrothérapie ont été oubliés.

Les crachoirs ont été l'objet d'un soin tout particulier. Il en existe deux modèles, l'un le crachoir individuel, l'autre le grand crachoir commun.

Les crachoirs individuels (fig. 5) sont en verre bleu ou blanc, ils ont une contenance de trois quarts de litre environ. C'est le modèle de Duguet, un peu plus petit cependant. D'après l'expérience, on a remarqué que les crachoirs en verre bleu étaient plus cassants après leur passage à l'étuve que ceux en verre blanc ; leur seul avantage est d'atténuer la vue peu agréable des crachats purulents des phtisiques.

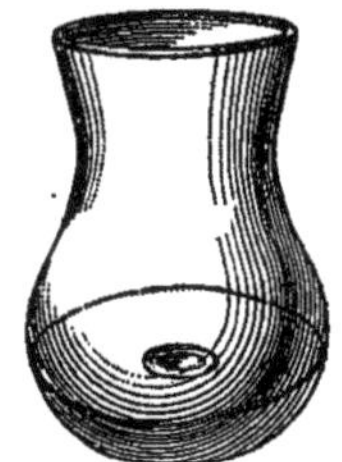
Fig. 5.

Les grands crachoirs (fig. 6) se trouvent sur pied très lourd afin d'assurer leur assise ; d'autres sont fixés aux murs des salles, des couloirs, des corridors, des escaliers à l'aide d'un cercle de fer sur lequel ils reposent. Ce modèle a été établi par le Dr Thoinot et M. Nielly, chef de division

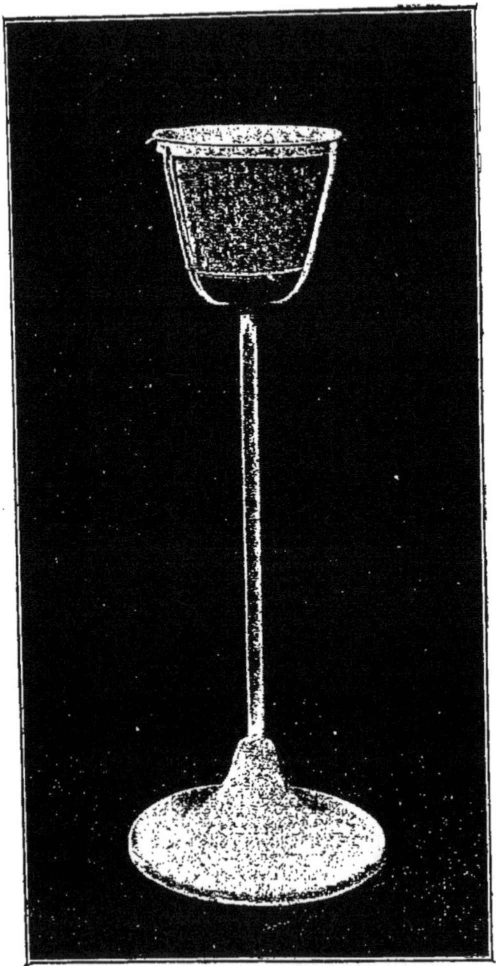

Fig. 6.

à l'Assistance publique. Ces crachoirs sont distants du sol

de 85 centimètres. Ils se composent d'un récipient de forme légèrement conique, à fond concave, ayant 25 centimètres de diamètre. A leur partie supérieure, ils sont munis d'un couvercle en forme d'entonnoir, pourvu d'un large orifice. Les crachats ne peuvent adhérer contre les parois, vu l'inclinaison de ce couvercle. Ces crachoirs collectifs sont en tôle émaillée. Ils ont été distribués à profusion dans tout l'hôpital et au-dessus de chacun d'eux est affiché sur le mur l'avis suivant :

CRACHOIR

—

Par mesure d'hygiène, il est expressément recommandé de se servir du crachoir. Aucun crachat ne doit tomber sur le sol.

Tous les crachoirs individuels ou collectifs contiennent de l'eau phéniquée. Chaque jour les infirmiers sanitaires sont chargés d'enlever à heure déterminée les crachoirs et de les échanger contre d'autres propres. Les crachoirs en verre sont recueillis dans des paniers métalliques entrant directement à l'autoclave. Cet autoclave est dans chaque pavillon ; le modèle en a été dressé par MM. Thoinot et Legueu. Les crachoirs collectifs sont reçus dans un chariot muni de deux casiers mobiles. Crachoirs et casiers sont introduits dans un appareil à désinfection ; en vingt minutes on élève la température à 115° ; les vingt minutes suivantes, pendant lesquelles on laisse encore les crachoirs avec leur contenu, suffisent à assurer la stérilisation des crachats.

La plus grande partie du service du pavillon se fait par le sous-sol. Ces sous-sols sont une véritable merveille. L'éclairement y est largement suffisant, des rails placés au milieu permettent de pousser des wagonnets. Les tuyaux de chauffage, d'éclairage, d'eau sont fixés contre les parois.

Des trémies, faisant communiquer les salles avec le sous-sol, servent à y déverser le linge sale. Des monte-charges permettent de monter les aliments. Mais il eût été désirable que le service se fît totalement par les sous-sols. On aurait pu faire descendre jusqu'à eux les ascenseurs destinés à desservir le premier étage et qui s'arrêtent au rez-de-chaussée ; ils eussent permis ainsi, par exemple, de faire passer par les souterrains les civières servant à transporter les cadavres à l'amphithéâtre, comme cela a lieu à l'Hôpital Urbain de Berlin. On eût évité ainsi le spectacle peu attrayant de les promener à travers les cours et les jardins. En somme, ces ascenseurs qui ont coûté fort cher ne sont d'aucune utilité.

Nous ajouterons que le balayage à sec est proscrit. Le nettoyage devrait se faire à grande eau, avec des solutions antiseptiques. Cependant on se contente le plus souvent de passer un linge humide sur le sol. L'époussetage est également interdit, il devrait être remplacé par l'essuyage à la serviette humide, mais malheureusement la théorie n'est pas appliquée avec toute la rigueur qu'elle réclame et qui serait cependant si nécessaire.

Tel est l'aménagement des salles à l'hôpital Boucicaut. Nous voyons que les règles d'hygiène réclamées pour éviter la contagion de la tuberculose ont été scrupuleusement observées. L'Assistance publique a sagement suivi les conseils qui lui avaient été fournis par la Commission de 1896.

Mais ce n'était pas tout; il fallait encore faire comprendre aux intéressés, c'est-à-dire aux malades, l'utilité de ces réformes et les inviter à se soumettre aux dispositions nécessaires pour obtenir de bons résultats. C'est dans ce but qu'à Boucicaut les prescriptions suivantes édictées par le Dr Letulle devaient être affichées partout.

1° Tout malade admis dans nos salles doit entrer *propre* dans un lit *propre* ;

2° Il reçoit en bon état les vêtements qui conviennent à son sexe et en demeure responsable jusqu'à sa sortie de l'hôpital ;

3° A moins de contre-ordre du médecin traitant, tout malade hospitalisé doit prendre un bain par semaine ;

4° Il est de même obligé de prendre un ou deux bains de pied par semaine ;

5° Tout malade *valide* doit faire sa toilette chaque matin dans le lavabo annexé à la salle. *Alité,* il doit, chaque matin, être débarbouillé, et ses mains doivent être lavées par les soins de l'infirmière de service ;

6° A son entrée, chaque malade reçoit une brosse à dents (qui devient sa propriété) et une serviette ;

7° Il trouve au lavabo le savon, ainsi que les brosses et limes à ongles communes à tout le service ;

8° Il est absolument défendu de fumer, de chiquer ou priser dans les salles de malades ;

10° Il est de même expressément interdit de jouer de l'argent;

11° Tout malade convalescent, qui désire se promener dans la partie du jardin qui lui est réservée, ne doit sortir du pavillon que revêtu des effets qui lui ont été délivrés (capote, pantalon ou jupon, bonnet, etc.) ;

11° Il est défendu aux malades de déposer leurs vêtements

sur leur lit : ils doivent les accrocher à la barre horizontale placée à la tête du lit ;

12° Aucun malade ne peut conserver sur lui, dans son lit, d'autre vêtement que chemise, camisole, bonnet ;

13° La table de nuit doit être constamment propre ; elle sera, en particulier, nettoyée après chaque repas.

Le personnel hospitalier a été également l'objet d'instructions spéciales. A son entrée, tout infirmier ou infirmière subit un examen médical rigoureux ; tous ceux atteints d'une affection organique quelconque sont refusés. Une fois admis chacun reçoit un *carnet individuel* où sont mentionnées des notions d'hygiène hospitalière, surtout les moyens de prophylaxie en ce qui concerne la tuberculose. Ce personnel doit être revêtu d'une blouse dans les salles de malades ; il doit se laver les mains avant d'entrer, avant de sortir des salles. Il doit prendre au moins un bain par semaine.

Le personnel médical lui-même n'échappe pas aux obligations hygiéniques. Voici le tableau qui les prescrit et qui est encore dû à M. Letulle :

1° Le personnel médical doit donner au personnel hospitalier l'exemple de l'observation rigoureuse des règlements.

Tout médecin — étudiant ou docteur — qui entre dans les pavillons doit se revêtir de la blouse hygiénique. Si ses fonctions l'appellent dans le service, il doit :

1° Relever ses manches bien au-dessus des poignets, afin d'éviter toute contamination de ses vêtements (chemise ou jaquette) ;

2° Se laver les mains soigneusement aux lavabos, qui se trouvent en grand nombre dans le service. — La même précaution est indispensable en quittant le pavillon.

Il lui est instamment recommandé de ne jamais mettre dans la bouche un objet quelconque pendant son séjour dans la salle des malades.

Il lui est recommandé de ne pas fumer à l'intérieur de l'hôpital.

L'exactitude dans le service est une qualité professionnelle de premier ordre que l'on doit acquérir dès les premiers jours des études médicales.

Pour terminer cette étude sur l'hôpital Boucicaut, nous dirons encore que, comme le voulait la Commission, le logement du personnel hospitalisé a été compris d'une façon beaucoup plus avantageuse et plus humanitaire que cela n'est fait dans les autres hôpitaux. Les dortoirs communs ont été supprimés et remplacés par de petites chambres à un ou deux lits, qui, si elles ne réalisent pas encore l'idéal, sont suffisamment propres et aménagées.

Donc, les mesures prophylactiques prises contre la tuberculose sont appliquées d'une façon excellente à l'hôpital Boucicaut. L'idéal serait de pouvoir ainsi isoler tous les tuberculeux dans des salles spéciales, ou mieux encore dans des pavillons spéciaux.

En Allemagne, de semblables mesures avaient été prises depuis 1887 et les résultats sont excellents, si on en croit le rapport que fit le Dr Cornet en 1895.

Dans les prisons prussiennes, dit-il, on comptait, par 10,000 habitants, 118 décès de tuberculose, pendant la période de 1875 à 1876; 140 décès de 1878 à 1884; 114 décès de 1884 à 1887; 101 décès de 1887 à 1890; 89 décès de 1890 à 1892, et seulement 81 de 1892 à 1894.

En Prusse, de 1875 à 1886, la mortalité générale par tuberculose avait toujours été de plus de 30 pour 10,000 habitants; depuis l'application des mesures prophylactiques, elle est tombée au-dessous de 25, si bien qu'on peut estimer à 70,000 le nombre d'habitants qui ont été épargnés en Prusse par la tuberculose de 1887 à 1893.

Voilà des chiffres qui font éclater au grand jour les heureux résultats obtenus; nous devons en attendre de pareils en France quand on pourra, comme en Allemagne, traiter les tuberculeux comme l'exigent les progrès de la science actuelle.

Mais ce n'est pas là le seul but qu'on doit s'efforcer d'atteindre. En agissant ainsi, on cherche seulement à mettre à l'abri de la contagion les individus indemnes de tuberculose.

M. Grancher a dit : « *La tuberculose est de toutes les maladies chroniques la plus curable* ». Et il ajoutait que « la tuberculose n'a une marche fatale que dans les organismes débilités. Au contraire, un individu qui prend la tuberculose dans un état de santé satisfaisant ne se laisse pas envahir par le bacille, sans qu'il y ait des luttes acharnées, d'où résultent la prolongation, l'immobilisation, la guérison même de la maladie. Le moyen employé par l'organisme pour résister au bacille est l'enkystement par production de tissu fibreux ; mais un organisme ne peut avoir les ressources suffisantes pour fournir aux nécessités de cette production que s'il est maintenu dans un état de santé convenable. D'où cette conclusion qui peut paraître naïve, mais qui est la traduction exacte de la réalité : *Le meilleur remède contre la tuberculose, c'est une bonne santé* (1) ».

Que faut-il pour maintenir en bonne santé l'individu atteint de tuberculose, ou pour lui rendre au moins une santé satisfaisante ?

Depuis déjà longtemps les médecins sont à peu près persuadés combien il y a peu à attendre de la pharmacopée

---

(1) GRANCHER. Fréquence et curabilité de la tuberculose. *Bull. méd.*, 1895, p. 975.

dans le traitement de la tuberculose. C'est par des mesures hygiéniques seules qu'on doit arriver à de bons résultats ; ce sont ces mesures que le médecin devra enseigner à son malade. En ville, il aura souvent à lutter contre l'entourage du malade et contre le malade lui-même pour les lui faire accepter ; car c'est d'un médicament, d'une recette que le phtisique attend sa guérison. On devra donc user de patience pour lui persuader l'utilité des conseils qu'on lui donne et pour lui faire comprendre que s'il veut guérir « *il faut avant toutes choses le vouloir, le vouloir bien, le vouloir longtemps* » (Grancher). A l'hôpital, la chose sera plus facile, le malade s'y laisse plus facilement diriger.

Quels sont donc ces soins, quel est ce traitement hygiénique qui doit procurer aux uns une notable amélioration de leur affection et à bon nombre la guérison absolue ?

Ce sont la cure d'alimentation, la cure d'air et la cure de repos, jointes à quelques principes d'hygiène corporelle; ce qui se trouve indiqué d'une façon excellente et concise dans cette phrase de James H. Bennet : « *L'hygiène du corps des tuberculeux comprend surtout une nourriture saine et abondante, un air pur, une peau bien lavée, nettoyée, détergée, et un exercice rationnel* (1) ».

Nous examinerons successivement ces points qui constituent la cure de la phtisie, nous verrons que jusqu'ici celle-ci n'existe qu'à l'état théorique dans nos hôpitaux

---

(1) James Benett. Recherches sur le traitement de la phtisie pulmonaire. Paris, 1874.

(car combien rares sont les essais qu'ont tentés quelques chefs de service !) et nous indiquerons les moyens qui nous paraissent possibles pour améliorer les tuberculeux hospitalisés.

L'ALIMENTATION DU PHTISIQUE

Le symptôme prédominant de la phtisie, c'est l'amaigrissement progressif qui conduit à la période de cachexie, de consomption, à laquelle la maladie a dû son nom. Or il faut à tout prix lutter contre cette déchéance de l'organisme, Car, comme le dit M. Debove, « nous savons tous quel avenir est réservé, à brève échéance, au phtisique qui cesse de manger. Il est consumé par la fièvre, il a des pertes sudorales, intestinales et bronchiques. Sa recette est nulle, ses dépenses sont exagérées ».

Tous les auteurs qui se sont occupés du traitement de la tuberculose pulmonaire sont de cet avis : il faut conserver l'intégrité des fonctions digestives, il faut alimenter les tuberculeux.

MM. Hérard, Cornil et Hanot disaient dans leur livre sur la phtisie pulmonaire : « On peut poser en principe que tant qu'il s'alimente (le tuberculeux), il y a possibilité de guérison ; mais que du jour où il ne se nourrit plus, il y a peu de chose à attendre de la thérapeutique ».

M. le Pr Grancher dit de même : « On peut *tout* espérer d'un tuberculeux qui mange et digère, et *rien* de celui qui ne s'alimente pas (1) ».

---

(2) GRANCHER. Traitement de la tuberculose. *Bull. méd.*, 1896, p. 99.

Presque tous les auteurs sont d'accord pour donner à l'alimentation le premier rang dans le traitement de la phtisie. Comme le dit le Dr Léon Petit, médecin de l'hôpital d'Ormesson : « L'alimentation est peut-être plus importante que la cure d'air. Celle-ci, en effet, n'a d'action que sur la qualité du liquide sanguin, tandis que l'alimentation fournit les matériaux nécessaires à sa génération. L'une améliore l'organisme, tandis que l'autre le reconstitue (1) ».

De même pense le Dr Dettweiler, directeur du sanatorium de Falkenstein en Allemagne : « La cure d'air, dit-il, représente un moyen d'améliorer le sang, la suralimentation est la condition indispensable à sa formation ».

Dettweiler dit *suralimentation* et non pas simplement alimentation. C'est qu'en effet le phtisique doit manger pour ainsi dire plus qu'à son appétit. Comme dit M. Grancher : « Le phtisique a besoin d'être suralimenté, c'est-à-dire d'équilibrer son budget de nutrition avec un surcroît de recettes... Tous les tuberculeux ont besoin d'une *ration d'entretien* et d'une *ration de guérison,* et à quelques autres, il faut ajouter, quand ils sont jeunes, une ration de croissance » (2). C'est qu'en effet le tuberculeux n'a pas, comme l'homme sain, à réparer seulement les dépenses qu'exige la vie de chaque jour, il doit encore regagner celles qu'a perdues son organisme débilité ; pour cela il devra recevoir une ration de guérison, « c'est-à-dire être suralimenté. Mais cette ration de guérison ne viendra qu'à titre

---

(1) Léon Petit. Le phtisique et son traitement hygiénique.

(2) Grancher. Traitement de la tuberculose. *Bull. méd.*, 1895.

de renfort et à la condition expresse de ne prendre la place d'aucun des aliments de la ration d'entretien » (Grancher).

La suralimentation doit donc constituer le point capital du traitement de la phtisie et c'est avec raison que Dettweiler dit : « Ma cuisine, c'est ma pharmacie ».

Mais si cette partie du traitement est la plus importante elle est aussi souvent la plus difficile à bien conduire. Nous savons que la plupart du temps, c'est par des troubles digestifs, par des symptômes de dyspepsie que s'annonce la maladie. Le malade perd l'appétit, l'anorexie devient plus ou moins accentuée ; la toux provoque souvent après les repas des vomissements qui affectent beaucoup le moral du patient. Or, chez les malades, où les fonctions digestives s'exécutent à peu près normalement, où l'appétit est conservé, il est facile de faire accepter une alimentation quelque peu abondante ; mais chez ceux où les aliments sont mal supportés, où les digestions sont pénibles, où les vomissements alimentaires contribuent à l'affaiblissement de l'organisme, on est obligé de lutter et c'est là que le médecin doit s'ingénier pour parvenir à alimenter à tout prix ses malades.

Nous distinguerons donc, avec Sabourin, deux catégories de phtisiques. Dans une première seront rangés ceux qu'une mauvaise hygiène empêchait de manger, ceux dont l'appétit est rapidement réveillé par les bienfaits de la cure d'air et de repos : « On pourrait les appeler les *normaux de la cure* » (Sabourin). Les malades de la seconde catégorie seront ceux dont les fonctions digestives s'exécutent mal, « les atoniques, les dilatés de l'estomac, les apeptiques rebelles, les délicats incorrigibles, les dégoûtés de tout, qui, à force d'avoir été gâtés avant leur maladie, ont vécu de rien, sont devenus tuberculeux, et semblent incapables de l'effort nécessaire pour absorber des aliments. Ce sont les *pathologiques de la cure* ». Ce sont ces derniers principalement qui ont besoin d'être soigneusement guidés et surveillés ; c'est chez eux que l'alimentation devient une véritable thérapeutique.

Nous verrons d'abord quel est le régime que l'on doit donner aux malades de la première catégorie et ensuite par quels moyens on pourra parvenir à faire rentrer le tuberculeux de la seconde catégorie dans la première.

Quels aliments doit-on donner au phtisique qui a conservé au moins un appétit moyen ?

C'est une grave erreur de croire, comme semble le vouloir généralement le monde, que le phtisique doive être entouré de petits soins, qu'il faille lui donner des aliments légers, des mets recherchés, des petits plats qui ne fatigueront pas son estomac. A ce régime, la plupart des tuberculeux, capables de s'alimenter, perdent l'appétit et l'habitude de manger. La nourriture du phtisique doit être avant tout substantielle et abondante.

La viande est l'aliment par excellence des tuberculeux, car c'est elle qui introduit dans l'économie l'azote sous le plus petit volume et sous la forme la plus digestible. Elle sera donnée sous toutes ses formes : viande de boucherie, gibier, volaille, poisson ; elle doit constituer la base de l'alimentation. Mais le régime carné, à lui seul, dégoûterait bien vite les malades. Aussi pourra-t-on leur donner de tout en général. Les légumes, la salade, les hors-d'œuvre, les compotes, sont des aliments d'une valeur, en somme, peu nutritive, même sous un gros volume ; mais ils auront l'avantage de varier la nourriture et de faire accepter plus facilement une alimentation un peu chargée en viande.

Il est un point qu'il ne faut pas perdre de vue dans l'établissement du régime des phtisiques : c'est que le phtisique doit être suralimenté ; il devrait peut-être se nourrir encore davantage que l'individu bien portant. Pour parvenir à ce but, il faut alors donner aux phtisiques, outre la ration d'entretien, une ration de guérison comme le veut M. Grancher. Il existe certains aliments qui, sous un petit volume, constituent une nourriture excellente et largement réparatrice : nous voulons parler du lait et des aliments gras.

Le lait est un aliment commode pour la suralimentation, nous savons tous quelle est sa haute valeur nutritive ; nous verrons de quelle utilité il est dans l'alimentation des phtisiques de la seconde catégorie ; mais chez ceux qui digèrent bien et se nourrissent facilement, il ne doit pas être considéré comme l'aliment prépondérant ; ce sera, comme le dit Dettweiler, « le sou d'épargne, que l'on amasse en quelque sorte en cachette, un hors-d'œuvre, une boisson prise quand on est rassasié des mets solides ; enfin c'est lui qui apporte l'excédent ».

Les corps gras sont également recommandés par la plupart des auteurs, pour la suralimentation des phtisiques ; la graisse agit non seulement en fournissant au corps de la graisse et du carbone, comme les hydrates de carbone, mais aussi en ralentissant la désassimilation des matières albuminoïdes. On les donnera sous forme de cervelle, de jaune d'œuf, de gras de jambon, mais surtout de beurre. Le lait constitue encore à ce point de vue un excellent aliment.

Comme aliment gras, grand nombre de médecins ont recommandé l'huile de foie de morue. M. Grancher dit que « c'est un agent très efficace de la guérison des tubercules ;... je l'ai vue rendre les plus précieux services aux malades qui peuvent en supporter de grandes doses ». On va jusqu'à en faire prendre quotidiennement la valeur d'un grand verre ; mais on n'arrive à cette quantité qu'en augmentant progressivement les doses. C'est qu'en effet l'huile de foie de morue a l'inconvénient d'être difficilement acceptée par la plupart des individus ; quelques-uns même en ont une telle horreur, qu'ils ne peuvent en absorber la plus petite gorgée, sans avoir des nausées et même des vomissements. Dans ces cas on pourrait remplacer avantageusement l'huile de foie de morue par l'huile d'olive qui n'a pas le goût répugnant de la première.

Tels sont les divers aliments que l'on devra donner au phtisique qui accepte assez facilement la nourriture. Voyons maintenant comment devront être ordonnés les repas. Il existe à ce propos des avis différents.

Dettweiler, suivant l'exemple de Brehmer, considère que le phtisique est ordinairement un petit mangeur et il lui fait faire de nombreux repas dans la journée. Ainsi voici comment sont distribués les repas au sanatorium de Falkenstein,

A 8 heures du matin, premier déjeuner, comprenant du beurre, du lait cru en abondance et du pain.

A 10 heures, deuxième déjeuner, avec du pain fortement beurré, des œufs, un à deux verres de lait qui sont absorbés à petites gorgées et même avec un chalumeau ; ainsi on ne surprend pas et on ne surcharge pas l'estomac par de grandes quantités avalées rapidement.

A 1 heure de l'après-midi, a lieu le principal déjeuner, il est très copieux, se compose de soupe, viandes chaudes et froides, légumes, salade, compote ; en tout cinq à six services.

A 4 heures, on donne un à deux verres de lait avec du pain et du beurre.

A 7 heures, le dîner, qui constitue le second repas principal ; il se compose d'aliments semblables au repas d'une heure.

A 9 heures du soir, le malade prend encore un verre de lait additionné de trois à quatre cuillerées de cognac.

Cela fait un total de six repas par jour. C'est une méthode qui est suivie dans presque tous les sanatoria, en Allemagne.

Il est d'autres médecins, qui préfèrent, au contraire, les repas peu nombreux, mais très confortables. Ainsi Sabourin recommande trois repas par jour, suivant la mode française.

D'après lui, le premier déjeuner sera celui de tout le monde, au choix des malades, café au lait, chocolat, thé, cacao, toujours avec du pain et du beurre : ou encore une bonne soupe au pain, ou des œufs, de la viande froide ; on peut varier à l'infini.

Les deux autres repas, de midi et du soir, doivent se composer de plusieurs plats, pour que le malade y trouve toujours ce qui lui convient, en quantité suffisante. Les viandes y jouent un grand rôle, mais on doit laisser au malade la liberté de manger ce qui lui plaît. Les hors-d'œuvre, les condiments variés, la salade, doivent être de tous les repas, leur but étant de faire passer le reste plus facilement.

En somme, nous voyons que, quelle que soit la méthode suivie, le but que l'on cherche à atteindre est toujours le même : donner au phtisique une nourriture abondante, substantielle, en un mot, le suralimenter. Nous croyons cependant, avec Dettweiler, que le phtisique étant un petit mangeur, il vaut mieux lui faire prendre moins à la fois, mais le plus souvent possible. Le phtisique qui mange bien, avec grand appétit, se voit en somme assez rarement : des repas copieux au nombre de trois lui suffiront ; mais chez celui qui est petit mangeur, il est préférable de lui faire suivre la méthode des repas nombreux.

La nourriture des phtisiques dans les hôpitaux est grandement insuffisante. Il est vrai qu'on ne peut guère compter leur servir des repas avec le luxe qui existe dans les sanatoria. L'Assistance publique doit veiller à la question d'économie : c'est son devoir, mais il ne lui est cependant pas impossible de donner à ses malades une nourriture plus agréable que celle qui existe actuellement. Nous ne voulons pas dire par là que la qualité des denrées données dans les hôpitaux soit mauvaise ; nous savons tous que le pain, la viande, les légumes sont excellents ; mais il conviendrait de les préparer d'une façon plus minutieuse et de les mieux épicer, surtout pour les tuberculeux ; car si la nourriture actuelle est suffisante pour un ouvrier bien portant, elle ne devrait pas être celle d'un phtisique ; nous voudrions que la variété des plats fût mieux comprise et que la quantité des aliments fût un peu plus élevée.

Il est une chose encore à considérer et qui est de la plus haute importance, c'est la façon dont devraient être servis les repas aux malades. Car le tuberculeux qui ne sera plus obligé, comme cela existe encore, de rester enfermé dans des salles mal aérées, ou bien de se contenter pour prendre l'air, d'une terrasse comme celle de l'Hôtel-Dieu, par exemple, exposée l'été à une chaleur trop forte et l'hiver au froid glacial ; mais qui pourra profiter de l'attrait d'un jardin confortablement installé, qui pourra faire avec profit la cure d'air et de repos, retrouvera l'appétit perdu : et encore le malade qui ne se verra plus dans l'obligation, comme autrefois, de manger sur sa table de nuit tous ses aliments plus ou moins mélangés dans la même assiette, de la viande et des pruneaux, par exemple, mangera avec beaucoup plus d'appétit dans un réfectoire installé, nous ne dirons pas avec le luxe qu'on trouve dans les sanatoria payants, mais avec un bien-être que les ouvriers de Paris ne sont pas habitués à trouver chez eux ou dans les gargotes, où ils ont coutume de prendre leurs repas.

Voyons quelle est la nourriture donnée actuellement aux phtisiques dans les hôpitaux de Paris. Elle est celle des autres malades en général. Les malades sont mis à tel ou tel degré alimentaire, suivant leur état de santé et suivant leur maladie. Le plus souvent, c'est la surveillante qui, selon sa volonté, détermine le degré qui sera attribué au malade, tandis que ce soin devrait être pris par le chef de service lui-même. Les médecins des hôpitaux civils montrent en cela un zèle inférieur à celui des médecins des hôpitaux militaires où chaque matin le chef de service a soin non seulement d'ordonner les médicaments, mais encore de prescrire à chaque malade sa ration alimentaire pour la journée.

Le 4e degré est celui qu'on donne au malade qui mange bien ; c'est celui qui comporte la ration la plus forte. C'est ce 4e degré qui est donné aux tuberculeux qui mangent de bon appétit. Or de quoi se compose-t-il ?

Pour la journée, il est donné 480 grammes de pain aux hommes et 400 aux femmes ; 48 centilitres de vin aux hommes et 36 centilitres aux femmes.

Le premier repas du matin comprend une assiette de soupe maigre.

Le déjeuner, à 11 heures, est composé de 90 grammes de viande rôtie ou de bouilli accommodé, ou encore de 120 grammes d'abats. Comme second plat, il est donné 150 grammes de légumes qui peuvent être parfois remplacés par deux œufs.

Le repas du soir comprend : une assiette de soupe grasse ; 120 grammes de viande bouillie ou 160 grammes de poisson ; et enfin 160 grammes de légumes frais ou 240 grammes de pommes de terre, qui parfois sont remplacés par 200 grammes de riz, au gras ou au lait.

Le tableau suivant indique d'après M. Proust la quantité d'aliments nécessaire à un homme qui travaille :

	PAIN	VIANDE	GRAISSE	CONTENANT	
				CARBONE	AZOTE
	gr.	gr.	gr.	gr.	gr.
Ration ordinaire. . .	829	239	60	280	20
Ration de travail. . .	361	175	33	170	8,74
Ration totale d'un bon ouvrier.	1190	414	93	450	28,74

Or, si nous comparons à ces chiffres les quantités d'aliments données à un tuberculeux mis au 4e degré, nous voyons qu'elles sont assez inférieures à la ration ordinaire elle-même.

Le 4e degré peut être considéré comme suffisant pour un individu convalescent ou souffrant ; mais il est totalement insuffisant pour un tuberculeux relativement bien portant et chez lequel on doit pratiquer la suralimentation. La quantité de pain est tout d'abord grandement insuffisante, puisqu'il n'en est donné que 480 grammes au 4e degré, tandis que la ration ordinaire devrait être de 829 grammes, c'est-à-dire 350 grammes de plus.

De même la quantité de viande est insuffisante. La ration ordinaire réclame 300 grammes de viande (graisse comprise) tandis qu'il n'en est donné que 210 aux malades soumis au 4e degré.

Non seulement nous voudrions voir les malades tuberculeux avoir au moins la ration ordinaire ; mais nous souhaiterions encore qu'on puisse leur fournir en plus la ration de travail. Beaucoup de tuberculeux possédant des lésions peu accentuées mangeraient certainement la même nourriture qu'un homme qui travaille, surtout si la cure d'air vient augmenter leur appétit.

Cependant, à la plupart, la ration ordinaire sera suffisante : ils ne pourraient en prendre davantage, car une alimentation substantielle trop abondante finirait par les dégoûter, et cependant il serait nécessaire qu'on pût leur donner d'autres aliments que la viande ou les légumes; c'est à ceux-là que le lait devrait être donné en certaine quantité afin de les suralimenter ; ce lait serait bu seul ou accompagné de pain sur lequel serait étalé du beurre.

Car il est impossible actuellement, d'après le règlement des hôpitaux, de donner du lait aux malades mis au 4e degré. — Le lait est seul permis à d'autres malades, ceux du 2e degré par exemple, chez lesquels le vin peut être remplacé par un litre de lait.

Dans quelques rares services, les médecins soucieux de l'intérêt de leurs malades ont cherché à donner à leurs tuberculeux une nourriture convenable et ils sont parvenus, grâce à la bonne volonté du directeur de leur hôpital, à forcer un peu les règlements. C'est ainsi que la malade du service de M. Œttinger et dont nous rapportons l'histoire dans notre première Observation, recevait quelques aliments supplémentaires en plus de ceux auxquels elle avait droit, d'après le 4e dégré : on lui donnait par jour un litre de lait, de la viande crue ; le pain lui était donné à discrétion ; il faut dire d'ailleurs que si elle pouvait prendre tous ces aliments, c'est qu'elle était soumise dans la mesure du possible et à son immense avantage, à la cure d'air et de repos.

A l'hôpital Boucicaut, les tuberculeux sont mieux nourris que dans les autres hôpitaux ; les malades amenés par M. Letulle, de Saint-Antoine, s'accordent à dire que la nourriture est mieux préparée, plus abondante et plus variée.

Le pain est donné à discrétion et les malades peuvent redemander des aliments, si la quantité qui leur a été donnée la première fois ne leur est pas suffisante. En plus des aliments ordinaires attribués aux malades qui sont au 4e degré, on ajoute de la poudre de viande à discrétion, de la viande crue, et si les malades le désirent, on leur donne encore deux œufs en supplément et du lait en remplacement de vin.

Mais la plupart des malades sont mis au 2e degré. Alors les aliments sont plus variés et la qualité en est meilleure. Ainsi voici le menu des repas qui ont été donnés un jour à Boucicaut aux tuberculeux mis au 2e degré.

Le matin à sept heures soupe maigre à discrétion.

A midi, côtelette, choux et pommes de terre ; en plus de la poudre de viande et deux œufs pour ceux qui en désirent.

Le soir, poisson et riz au gras.

A ce degré, les plats sont variés ; nous venons de voir qu'on donnait des côtelettes ; on donne également du beafsteak, du gigot, du veau, du poulet. Les légumes sont également assez variés. Mais jamais il n'est donné de dessert ni de fromage (1).

---

(1) Depuis quelques jours seulement l'administration de l'Assistance publique a accordé au Dr Letulle une somme de 50 francs par mois pour améliorer l'ordinaire des malades. C'est une révolution, dit notre maître, « *c'est la révolution des cinq centimes* », car chaque malade a un sou de plus par jour pour sa nourriture.

Voici quels devraient être, à notre avis, les repas des phtisiques dans les hôpitaux :

Le matin, à 7 heures, premier déjeûner se composant d'un grand bol de lait, de chocolat ou de café au lait, accompagné de pain largement beurré ; ou encore des œufs, de la viande froide, suivant le goût et le caprice du malade.

A midi, repas frugal composé d'une soupe, deux plats de viande, un plat de légumes, du fromage, du dessert ; l'administration aurait soin de faire préparer plusieurs mets parmi lesquels les malades pourraient choisir ceux qu'ils préfèrent.

A quatre heures, un ou deux verres de lait avec pain et beurre ; les malades de fort appétit mangeraient leur lait avec du pain, les autres se contentant simplement de le boire.

A sept heures, le soir, dîner semblablement composé au repas de midi :

Et avec cela, nous voudrions que le lait fût, pour ainsi dire, mis à la discrétion des malades, ainsi que le pain et le beurre. La nuit, dans les salles, l'après midi, dehors, pendant la cure d'air, les malades auraient toujours à leur disposition du lait et il faudrait les encourager, surtout les petits mangeurs, à en prendre le plus souvent possible.

Mais, comme nous l'avons dit, il est une catégorie de malades, les « pathologiques de la cure » (Dettweiler), chez lesquels l'alimentation devra attirer tout spécialement l'attention du médecin. Nombre de tuberculeux éprouvent le plus grand dégoût pour tout aliment, quel qu'il soit ; l'anorexie est chez eux absolument complète ; tel autre arrive encore à prendre quelque nourriture, mais l'estomac ne peut la supporter et il vomit tout ce qui est absorbé. Dans ces cas, l'amaigrissement fait des progrès rapides, et il faut cependant alimenter le malade si on veut obtenir la guérison. Mangez, mangez, lui direz-vous ; mais il vous répondra : tout me dégoûte, ou bien encore : je rends tout ce que je prends. Mangez tout de même, lui répéterez-vous, et vous arriverez à conserver ce que vous prendrez. Il vous croira difficilement et dira que vous le fatiguez inutilement. Il faut cependant savoir vous imposer à votre malade et le forcer à se nourrir malgré lui, s'il s'oppose à vos prescriptions. Il faut le forcer à manger au risque de voir quelques repas perdus par régurgitation ; le malade arrivera à s'alimenter comme tout le monde et à retrouver l'appétit perdu. Il faut « surveiller et raisonner le phtisique qui se refuse à manger, combattre son dégoût et, à force de patience et de persévérance, réussir à vaincre sa répugnance ». La lutte acharnée que doit entreprendre le malade pour triompher de son anorexie doit consister à s'alimenter malgré tout. Il semble qu'on doive tenter l'impossible et cependant on doit y parvenir. Comme dit Sabourin, « il faut convaincre le tuberculeux que le dicton l'*appétit vient en mangeant* a été fait pour lui ». Ainsi cet auteur cite le cas intéressant « d'un malade porteur d'une lésion tuberculeuse bien localisée, fébrile matin et soir, soumis à la cure d'air depuis assez longtemps, mais assez sceptique de sa nature, qui se voyait dépérir avec rapidité. L'appétit était nul, et les aliments étaient régulièrement rejetés. Un beau jour nous fûmes peut-être plus persuasif que d'habitude pour montrer à notre client la pente rapide sur laquelle il s'engageait. Quoiqu'il en soit, très énergique au fond, et convaincu cette fois qu'il était grand temps d'agir, il se mit à ingurgiter des aliments coûte que coûte. Pendant quinze jours au moins, on le vit à chaque repas se lever de la table pour aller rendre tout ce qu'il avait pris. Quelques instants après, il revenait, on lui servait son repas depuis A jusqu'à Z et la plupart du temps il gardait ses aliments. Un mois après, il mangeait comme tout le monde et sa fièvre tombait et il engraissait à vue d'œil ». Voilà certes un fait bien persuasif. Eh bien, c'est toujours ainsi qu'il faut agir avec les tuberculeux. C'est au médecin de savoir imposer sa volonté au malade et de le contraindre malgré lui, s'il résiste, à faire ce que vous lui ordonnerez. La plupart du temps vous arriverez au même résultat que pour le malade de Sabourin.

C'est dans des cas semblables que l'alimentation doit être nettement déterminée et calculée par le médecin ; elle devient là une véritable médication. La viande crue rendra alors d'immenses services, à cause de son extrême digestibilité ; l'inconvénient du tœnia est insignifiant si l'on met en balance les avantages obtenus. Elle a l'inconvénient de répugner parfois au malade ; mais il est en général assez facile de la faire accepter en la faisant prendre dans du bouillon bien dégraissé, dans des confitures, des purées de fruits ou de légumes, etc. Sabourin rapporte le fait d'un de ses malades qui, soumis à la cure d'air et de repos, se nourrissait pendant plusieurs mois de viande crue, représentée par un énorme beafsteack qu'il mangeait nature matin et soir en y joignant quelque peu d'oignon, d'échalote ou d'ail crus également. Il continuait en outre a absorber des quantités considérables de vin et de grogs au rhum, car il s'était livré avec excès à l'alcool avant d'être malade. A ce régime, il devint superbe, engraissa beaucoup et partit non moins alcoolique qu'à son arrivée, mais absolument transformé.

C'est un préjugé que l'on doit s'efforcer de combattre, à savoir, la valeur nutritive qu'accorde le public au potage gras ; il ne renferme que très peu d'éléments assimilables, et certes il serait de beaucoup préférable que le malade avalât crue cette viande excellente qui a servi à préparer ce potage sans utilité. Son seul avantage serait de plaire au malade par son goût agréable et d'exciter l'appétit ; pour cette raison il sera utile au tuberculeux qui mange assez bien ; mais chez celui de la seconde catégorie, il est inutile de surcharger l'estomac, il vaut mieux lui donner peu à la fois, mais lui faire prendre des aliments d'une grande valeur nutritive. Le lait sera également d'un grand secours chez des malades semblables ; ils devront en prendre le plus possible.

Quant à la poudre de viande obtenue avec la chair musculaire, privée de graisse et de tendons, puis séchée et pulvérisée, elle pourra être nécessaire pour arriver à l'alimentation des phtisiques ; M. Debove, qui l'a préconisée, en a obtenu de bons résultats ; mais elle a l'inconvénient d'être en général supportée très peu de temps par les malades. Les boîtes ou flacons, débouchés depuis quelques jours, prennent un fumet assez désagréable. On la prend dans du lait, du bouillon, du potage.

Cependant si, malgré tout, le malade n'arrivait pas à

s'alimenter spontanément, il faudrait alors recourir à l'alimentation forcée, au gavage ; car il faut l'alimenter de gré ou de force. Comme l'a montré M. Debove, il n'y a aucune relation entre l'appétit d'un tuberculeux et la facilité de digérer les aliments ; le suc gastrique est en effet normal chez la plupart des phtisiques apyrétiques. Tel malade qui ne pouvait absorber la moindre parcelle de nourriture, pourra digérer des repas entièrement substantiels, introduits par la sonde directement dans l'estomac. On arrivera parfois ainsi à de véritables résurrections, et souvent même les malades soumis à ce régime forcé recouvrent l'appétit et se remettent à manger d'eux-mêmes. C'est dans ces cas que la poudre de viande, délayée dans du lait, rendra les plus grands services, car sous un petit volume elle constitue un élément d'une valeur nutritive excellente, puisque 300 grammes de poudre équivaudraient à 12 ou 1,500 grammes de chair musculaire de bœuf.

Ce gavage sera pratiqué soit avec le tube de Faucher ou la sonde de Debove.

Cependant toute cette méthode ne doit être qu'un procédé d'exception ; il ne faut y recourir que dans les cas de nécessité absolue ; car il vaut toujours mieux obtenir l'alimentation naturelle.

Il est un procédé récent qui semble donner de bons résultats pour combattre l'anorexie chez les tuberculeux ; c'est la crymothérapie (thérapeutique du froid).

Ce fut M. Raoul Pictet qui le premier, en 1894, étudia et appliqua aux animaux et à l'homme les basses températures (— 110°).

Descendant un chien dans un puits frigorifique refroidi

constamment de — 100° à — 110°, M. Pictet constata chez cet animal « une augmentation rapide de la respiration et de la circulation : cinq à six minutes suffisent pour lui donner le désir de manger le pain qu'il refusait un instant auparavant ».

M. Pictet fit ensuite l'expérience sur lui-même ; il descendit dans le puits, la tête restant au dehors. Il prétend qu'après huit séances de dix minutes chacune, il fut guéri d'une dyspepsie, rebelle jusque-là à toute sorte de traitement. (Note présentée à l'Académie des Sciences, 10 décembre 1894).

MM. les Drs Chonat et Cardès, de Genève, appliquèrent alors cette méthode de la crymothérapie à des malades et recueillirent 96 Observations de « maladies de la nutrition » qui furent ainsi traitées avec succès.

C'est alors que le Dr Ribard, à l'hôpital Boucicaut, eut l'idée de réveiller l'appétit des tuberculeux par la crymothérapie « sans leur infliger ces affreuses drogues ne stimulant l'estomac qu'au moyen de l'irritation et l'épuisement du système nerveux ».

M. Ribard fit sur lui-même l'expérience du puits frigorifique. Mais il ne pouvait se résoudre à soumettre des tuberculeux à pareille réfrigération. Puis s'élevait une difficulté immense : comment produire une température de — 110° ; une machine à vapeur de plusieurs chevaux était nécessaire.

Il se mit alors à la recherche d'un corps ou d'un mélange réfrigérant à bon marché. Après de nombreuses expériences et des tâtonnements méticuleux, il fut amené à se servir de la neige carbonique. Voici la technique de son procédé qui est des plus simples : « Nous appliquons chaque matin sur la région épigastrique et hépatique un sac contenant environ deux kilogrammes d'acide carbonique solide, la peau étant protégée par une épaisseur d'ouate suffisante pour que le malade ressente localement de la fraîcheur et non du froid. A ce moment le thermomètre placé directement sur la peau et sous le sac marque environ + 25°. Nous laissons le sac en place pendant un temps qui varie entre vingt et quarante minutes, en moyenne trente minutes. La neige carbonique, tassée dans le sac et enveloppée de couvertures de laine, se conserve plus de douze heures, ce qui permet de faire une seconde application avant le repas du soir ».

M. Ribard appliqua son procédé à plusieurs malades atteints de tuberculose, du service du Dr Letulle. Les résultats en furent très encourageants, comme le montrent quelques-unes des Observations que nous rapportons.

Pour expliquer l'action physiologique de ce procédé, le Dr Ribard émet l'explication suivante qu'il donne d'ailleurs comme purement théorique : « Vient-on à placer devant le spectre solaire un corps capable d'absorber les rayons violets en laissant passer la totalité des rayons rouges (calorifiques), on observe que la température de ce corps n'augmente pas. De même si on produisait un froid suffisant pour que le corps humain devînt absolument diathermane, les radiations calorifiques le traverseraient sans l'impressionner en aucune manière, et l'effet thérapeutique serait ainsi absolument nul. Mais si l'on se contente de faire agir sur une partie du corps une température de — 80° à — 100° (on ne sait pas encore exactement où commence et finit la diathermanité du corps humain), il se passera ce que nous pouvons observer tous les jours avec les rayons X. Dans ceux-ci la peau, le tissu cellulaire, les muscles, les vaisseaux sont complètement traversés ; mais certains organes comme le foie, le cœur, le sont déjà moins facilement et les os fort peu. Des phénomènes identiques nous paraissent devoir se passer en crymothérapie; la peau et le tissu cellulaire se laissent traverser plus facilement que le foie et d'autres organes. Si la peau a été garantie des radiations jusqu'aux limites de perception, si, en un mot, elle est complètement diathermane, elle ne sera pas impressionnée ; mais le foie et sans doute d'autres organes moins diathermanes subiront un abaissement de température contre lequel l'organisme sera obligé de lutter, sous peine des accidents les plus graves ».

Or les choses semblaient se passer ainsi avec la crymothérapie locale ; la sensation de faim qui en résulte ne peut être due à la réfrigération de la peau, celle-ci conservant au point d'application une température de + 15°, ce qui est incapable de produire un effet actif.

Le froid active les phénomènes respiratoires, il active aussi, comme on le sait, les fonctions digestives et sollicite le besoin d'aliments.

Par cette méthode, l'appétit est donc vivement sollicité : par suite, l'organisme réclame une ration plus forte que la ration nécessaire à l'entretien journalier, et ainsi se trouve atteint le but recherché chez le phtisique, c'est-à-dire la possibilité de le suralimenter.

En somme, les résultats thérapeutiques obtenus par le Dr Ribard nous paraissent dignes d'attention ; la crymothérapie jouera un rôle important dans la cure de la phtisie, et ce procédé est d'autant plus recommandable qu'il est exempt de tout danger.

Nous venons de voir quelle devait être l'alimentation du phtisique ; nous avons montré qu'il fallait toujours viser ce but ; suralimenter le malade. Chez le phtisique bien portant, il sera en somme facile à atteindre ; chez l'autre, il faudra faire des efforts pour y arriver, mais on doit y parvenir. Et c'est en se rendant compte du poids du malade (1) qu'on verra les progrès accomplis ou, au contraire, que l'on constatera l'état stationnaire ou descendant ; c'est dans ces derniers cas qu'on redoublera d'attention et de persévérance, et, dans la majorité des cas, on verra les efforts du malade et du médecin couronnés de succès ; nous disons dans la majorité des cas, car bien entendu nous ne prétendons pas qu'il soit possible de rendre à l'état de santé le phtisique parvenu au dernier terme de la cachexie.

Mais il est un point que nous avons laissé de côté dans ce chapitre de l'alimentation, c'est ce qui a trait aux boissons du phtisique, ainsi que la question de l'alcool comme aliment.

L'alcool, sous forme de cognac, d'eau-de-vie, de

---

(1) Les malades seront pesés régulièrement tous les huit jours, et cela à la même heure et dans les mêmes conditions chaque fois. C'est la meilleure manière de se rendre compte de l'état de santé du phtisique que d'établir une courbe de poids, faite avec le plus grand soin et avec la plus grande régularité. Dans les hôpitaux, chaque tuberculeux devrait avoir sa courbe de poids, comme sa courbe de température. A Boucicaut chaque malade a sa courbe de poids.

rhum, etc., est recommandé par certains auteurs. L. Petit recommande de faire prendre dans la journée 30 à 80 grammes d'alcool, par petites rations : il agira selon lui comme stimulant et antidéperditeur. C'est pour le phtisique « mieux qu'un aliment de luxe; c'est un véritable médicament et un agent d'une haute puissance dans le traitement diététique de la tuberculose ». — « Le cognac pur, dit Dettweiler, a une haute importance. Son emploi méthodique présente les plus grands avantages » (1), et il tolère pour le phtisique une consommation quotidienne de 70 à 80 grammes d'alcool.

Nous ne sommes pas de l'avis de Dettweiler et de Léon Petit, nous pensons avec Benett *que l'effet stimulant et excitant des spiritueux est un piège pour les malades. Il leur cache leur faiblesse, leur donne une force factice, un engouement trompeur*. Cependant, pour lui, *les boissons spiritueuses, en petite quantité, rendent de vrais services, activent la digestion, facilitent l'économie* (2). Il en permet donc l'usage discret.

Daremberg partage cette opinion : *L'alcool à petites doses*, dit-il, *est un aliment utile pour les phtisiques* (3) et il conseille de le donner à la fin des repas ou mieux entre les repas, mélangé à des œufs, du lait, de l'eau sucrée ; il conseille 60 à 80 grammes dans les climats humides, 25 à 30 grammes dans les stations hivernales méditerranéennes.

---

(1) Dettweiler. Traitement hygiénique de la phtisie. Paris, 1888.
(2) Bennett. Traitement de la phtisie pulmonaire. Paris, 1874.
(3) Daremberg. Traitement de la phtisie tuberculeuse. Paris, 1892.

M. le Pr Grancher pense qu'on doit être très réservé sur l'emploi de l'alcool chez les tuberculeux. Nous considérons qu'il est mauvais de le permettre au phtisique sous forme de cognac ou de rhum purs ; car il faut toujours craindre l'abus qui pourrait en advenir et on sait avec Hayem que, l'alcool donné en trop grande abondance aurait l'inconvénient « d'entraîner une transformation graisseuse des matières azotées des tissus, une véritable dégénérescence qui viendrait augmenter les lésions de la consomption fébrile ».

Au contraire, l'alcool, donné sous forme de vin, d'excellente qualité, en quantité modérée, et mélangé à de l'eau, pendant les repas, constitue une boisson excellente ; on pourrait encore permettre au phtisique, à la fin du repas, un ou deux verres à Bordeaux de vin pur ordinaire, ou mieux de vin de Banyuls, par exemple, mais pas davantage. On pourrait encore tolérer aux malades quelques grammes de cognac mélangés au lait qu'ils prendront en dehors des repas principaux. Mais pas de liqueurs pures : c'est une mauvaise chose.

Nous sommes pour cela de l'avis de Sabourin, qui, contrairement à Dettweiler, considère l'alcool comme une exception dans l'alimentation du phtisique. Nous n'irons pas cependant jusqu'à dire, comme lui, que « le tuberculeux doit s'habituer à boire peu en mangeant ». Qu'il boive à sa soif, mais modérément.

Nous dirons comme lui que « très souvent il suffit de supprimer le vin, comme boisson de la table et de le remplacer par de l'eau claire, pour voir disparaître comme par enchantement bon nombre de dyspepsies ».

La boisson qui nous semblerait préférable à tout point de vue pour le tuberculeux, ce serait encore le lait ; mais il est nombre de gens qui en ont horreur comme boisson pendant les repas ; ceux qui pourront l'accepter devront le faire ; quant aux autres, qu'ils boivent ce qu'ils veulent, vin, bière ou cidre, pourvu que ce soit en quantité raisonnable et modérée.

La cure d'alimentation est donc du plus haut intérêt dans le traitement rationnel de la phtisie ; elle est instituée d'une façon déplorable dans les hôpitaux de Paris, où, pour mieux dire, elle n'existe pas. Il serait donc à souhaiter que l'Assistance publique prît les mesures nécessaires pour que les tuberculeux pussent recevoir une alimentation plus copieuse, plus confortable. Cela exigerait certes des dépenses, mais qui ne paraissent pas aussi considérables qu'on serait tenté de le croire. Il y aurait peut-être moyen de réaliser certains bénéfices sur d'autres dépenses plus ou moins exagérées, et de les destiner à améliorer l'ordinaire des malades.

Le régime alimentaire dans la tuberculose sera donc considéré comme de la plus haute importance. Cependant il ne faudra pas en faire la base exclusive de la guérison, comme l'ont proposé quelques auteurs du siècle dernier, par exemple May en Angleterre, Salvadoci en Italie. Il est de toute nécessité de lui adjoindre pour traiter rationnellement le phtisique, la cure par l'air et le repos.

LA CURE D'AIR

Faire vivre les phtisiques au grand air est actuellement une des méthodes d'hygiène thérapeutique les plus répandues. Elle est préconisée par tous les phtisio-thérapeutes modernes qui s'occupent de la cure des tuberculeux : Bennett, Brehmer, Dettweiler, Daremberg, Debove, Grancher, Letulle, Œttinger, Sabourin, Léon Petit, etc.

Il est démontré que l'exhalation pulmonaire est un des procédés employés par l'organisme pour rejeter une quantité considérable de principes toxiques, qui lui seraient nuisibles. Les causes qui contribuent à l'altération de l'air sont : l'insuffisance de l'oxygène, l'augmentation de l'acide carbonique, l'élévation de la température. De plus, MM. Brown-Séquard et d'Arsonval ont démontré que la surface du poumon exhale certains produits organiques aussi toxiques que les ptomaïnes ; car en injectant l'air respiré, après l'avoir condensé, ils ont provoqué des accidents aussi graves qu'en injectant des ptomaïnes. On sait encore que l'air respiré, que l'on fait passer dans une solution de permanganate de potasse, la décolore, grâce aux substances organiques qu'il contient. Or l'individu, enfermé jour et nuit dans une chambre, finit par respirer un air confiné qui devient impropre à fournir au sang les éléments nécessaires à la vie.

Nous savons tous combien on est incommodé par cette odeur spéciale, dite de renfermé, lorsqu'on pénètre dans une chambre quelconque, même luxueuse, où a passé la nuit la personne la plus soigneuse qu'il soit possible. Cette odeur est encore plus accentuée dans la chambre d'un malade et d'un fébricitant.

Un des avantages de la cure d'air sera donc de faire respirer aux malades un air plus pur. Mais ce n'est pas là le seul que l'on doive en attendre.

Il est un fait d'observation constante, c'est que l'air froid (nous ne disons pas l'air humide qui serait néfaste) exerce une action sédative sur la muqueuse bronchique et calme la toux ; or c'est déjà là un grand résultat que d'obtenir la diminution et même parfois la disparition de cette toux qui fatigue énormément les phtisiques.

De plus, il est de notion vulgaire que le besoin de manger, même chez les gens bien portants, diminue pendant les chaleurs de l'été pour augmenter l'hiver. « L'air sec et pur, dit Léon Petit, est un apéritif énergique dont les bons effets dans le traitement de la phtisie sont faciles à comprendre » ; car nous avons vu qu'il est souvent difficile de nourrir le tuberculeux et que cependant il était nécessaire de le suralimenter ; or la cure d'air aura le précieux avantage d'exciter l'appétit du malade.

Un besoin s'impose donc au premier chef, c'est d'aérer les chambres des phtisiques et la meilleure méthode d'aération, comme le disait Bouchard, c'est d'ouvrir la fenêtre, ce qui serait salutaire, même pour les personnes en bonne santé. Le médecin doit l'imposer au tuberculeux, qui est obligé de rester alité ; il n'y a pas à hésiter : il faut à tout prix lui faire accepter ce principe d'avoir constamment la fenêtre de sa chambre ouverte.

Tous ceux qui ont pratiqué cette méthode thérapeutique sont d'accord pour regarder comme illusoires les dangers résultant du refroidissement. L'expérience qu'a tentée M. Debove à l'hôpital Andral, pendant l'hiver assez rigoureux de 1889-1890, est d'une signification incontestable : il a pu pendant tout ce temps faire vivre ses tuberculeux, et cela à leur plus grand profit, dans une salle, dont les fenêtres étaient non pas seulement ouvertes jour et nuit, mais complètement enlevées.

Pour arriver à ce but, on ne doit pas y parvenir tout d'un coup, ce sera progressivement et suivant l'état de la température. Pour cela « la première nuit la fenêtre est ouverte de 5 centimètres, la deuxième de 10, la troisième de 20 et bientôt la mesure ordinaire est de 45 à 50 centimètres » (Sabourin). Les malades habitués à cette pratique laissent en hiver un côté de fenêtre tout grand ouvert, et en été ils ouvrent souvent les deux côtés. Quand la chambre est profonde, cela ne souffre aucun inconvénient. On habituera ainsi peu à peu le phtisique à supporter l'air.

Cette façon de pratiquer la cure d'air dans les chambres, a soulevé des objections. Les gens du monde surtout semblent accepter cette mesure avec une certaine répugnance. C'est une idée erronée et malheureusement trop répandue que le phtisique doit être à la chambre et tenu le plus chaudement possible. On maintient d'ordinaire le tuberculeux enfermé « dans un endroit soigneusement clos, où il est interdit à l'air d'entrer comme à l'espérance ; bourrelets aux portes, bourrelets aux fenêtres, épais rideaux enveloppant le lit, où le malheureux phtisique mijote à l'étuvée dans sa moiteur et dans son air vingt fois respiré, vingt fois souillé déjà par le contact de ses poumons altérés » (Peter). Or, allez dire aux gens qui soignent ainsi leur malade, qu'il faudrait aérer largement la chambre et que pour cela le meilleur moyen est d'ouvrir constamment les fenêtres, on vous dira que le malade prendra froid ; on vous dira qu'il est constamment couvert de sueurs abondantes et qu'il prendra une fluxion de poitrine. Ces objections n'ont nulle raison d'être ; si le malade sue, c'est qu'il est trop couvert et les malades qui couchent la fenêtre ouverte ne suent pas. Comme dit Sabourin « on peut poser en principe que le tuberculeux curable qui, avant le traitement, avait des sueurs la nuit, n'en a plus dès qu'il est soumis à cette hygiène nocturne ».

D'ailleurs, lorsque M. Debove fit à Andral son essai de cure d'air, en enlevant les fenêtres des salles où étaient logés des tuberculeux, il montra que l'air des salles ne subissait pas les mêmes variations de température que l'air du dehors. La température du dehors subissait des variations assez grandes, soit dans la même journée, soit d'un jour à l'autre, tandis que l'air des salles subissait des oscillations bien moins considérable. La température extérieure moyenne variait de — 2° à + 21°, tandis que la température intérieure oscillait seulement entre + 9° et + 14°.

Le phtisique aura d'ailleurs certaines précautions à prendre pour éviter tout refroidissement, car cette cure d'air, pour le malade forcé de rester au lit, doit se faire par tous les temps. Aussi doit-il se vêtir suivant la température extérieure. Le mieux sera de faire porter une chemise de nuit en flanelle ; un édredon, une couverture ou deux suivant la susceptibilité des malades au froid, suffiront à le protéger ; aux plus frileux, on donnera une boule chaude aux pieds.

Si l'air était trop vif, on pourrait garantir le malade par un paravent ouvert au pied du lit.

La cure d'air n'empêche pas d'ailleurs le chauffage des salles, il aura au contraire l'avantage de faciliter le renouvellement de l'air. Mais il faut avoir soin que le tirage entre la fenêtre et la cheminée ne se fasse pas en rencontrant le lit du malade.

L'idéal serait que la chambre du phtisique possédât deux fenêtres, l'une exposée au nord et ouverte l'été, l'autre au midi ouverte l'hiver, le lit étant toujours placé du côté opposé à la fenêtre ouverte. C'est là une installation qu'il serait facile d'obtenir dans les hôpitaux ou dans les sanatoria.

Tel doit être le moyen de pratiquer la cure d'air pour le phtisique qui est obligé de garder le lit : vivre les fenêtres ouvertes, avons-nous dit. Il faut absolument rejeter pour l'aération des chambres le système des impostes, des stores, des verres perforés, etc. ; de même on n'admettra point qu'on ouvre les fenêtres, en laissant les rideaux tirés par-dessus. Il ne doit pas y avoir de demi-mesures, si l'on veut obtenir les bons résultats que l'on doit retirer de cette cure.

Bien entendu, cette méthode devra être adoptée pour les phtisiques qui peuvent se lever et sortir de la chambre ;

ils devront la nuit dormir les fenêtres ouvertes. Mais chez eux, comment fera-t-on la cure d'air pendant la journée? C'est dehors qu'elle devra être pratiquée, car malgré toute la bienfaisance de la cure d'air, dans les chambres ou dans les salles, il n'est pas de meilleure méthode que de faire vivre le tuberculeux au grand air, car pour lui s'impose à plus qu'aucun autre la nécesssité de vivre à l'air libre. Bien entendu certaines précautions devront être prises nettement réglées par l'hygiéniste et le médecin, car la cure d'air au dehors doit être pratiquée par quelque temps qu'il fasse, vent, pluie ou neige : c'est le seul moyen d'en retirer les bons résultats sur lesquels on doit compter pour la guérison des tuberculeux.

Pour la cure d'air, telle qu'elle existe dans les sanatoria, nous ne pensons pouvoir mieux faire que de résumer l'excellente description de Sabourin.

L'installation est des plus variables : une tente, un kiosque, une cabane quelconque, abrités du vent et ouverts en général du côté du soleil : tout est excellent.

Pendant la belle saison, lorsque le temps le permet, le malade peut rester complètement dehors, mais en n'oubliant pas ce point, c'est que la cure d'air doit se faire à l'ombre. Le malade peut être dans une région ensoleillée, mais il doit être garanti absolument, au moins quant à la tête et au tronc, des rayons du soleil. Car il est fréquent de trouver la fièvre aux tuberculeux lorsqu'ils sont restés exposés l'après-midi au soleil. « Le malade doit voir la lumière du soleil, mais ne doit pas être vu par lui. » Pour cela, il pourra se garantir au moyen d'un parasol ou en se mettant à l'abri d'un arbre à feuillage assez touffu.

Quand le temps ne lui permet pas de rester absolument dehors, c'est sous des abris spéciaux qu'il devra être placé. Il existe dans les sanatoria des vérandas ouvertes, des kiosques, des abris tournants qui peuvent être constamment orientés contre le vent ou vers le soleil.

Il va sans dire que le phtisique sera couvert en conséquence et abrité contre le froid, car nous verrons que, si on peut lui permettre quelques courtes promenades, la cure d'air doit être pratiquée dans un état de repos relatif; par conséquent on doit avoir grand soin qu'il ne prenne pas froid.

Quels sont les moyens employés actuellement dans les hôpitaux de Paris pour pratiquer la cure d'air? Dans les salles communes où sont traités actuellement les tuberculeux, la cure d'air n'est pas possible pour le tuberculeux, tant qu'il est obligé de rester dans les salles; pour cette raison, le rapport de la Commission de 1896 disait que l'aération y « est empêchée par le pneumonique ou le rhumatisant dont la maladie exige que la fenêtre soit close ».

Quant à la cure d'air au dehors, elle est possible s'il fait beau temps; dans le cas contraire, le malade ne trouve aucun abri où se réfugier, si ce n'est la salle elle-même.

Cependant quelques médecins ont cherché à pratiquer la cure d'air en utilisant les moyens si peu favorables dont ils disposaient.

Nous avons déjà parlé de l'expérience que fit M. Debove à l'hôpital Andral, et qui fut complètement en faveur de la cure d'air. Le Dr Mathieu est actuellement le chef de service dans cet hôpital; profitant de la disposition de l'établissement qui consiste en différentes petites salles contenant huit lits au maximum, il a pu isoler ses tuberculeux. Les fenêtres sont munies de carreaux disposés d'une manière particulière ; chaque carré de la fenêtre possède deux vitres placées parallèlement à une distance de dix centimètres environ ; celle qui regarde l'extérieur ne descend pas jusqu'en bas du carré, tandis que celle qui est à l'intérieur ne monte pas jusqu'en haut. Cette disposition permet l'entrée de l'air dans une certaine mesure. Or, nous avons rencontré dans ces services, des malades améliorés. Et cependant on sait combien est défectueux l'hôpital Andral au point de vue hygiénique. Sa situation en plein cœur de Paris, dans le quartier du Marais si populeux et si peu salubre, est très défavorable. Le soleil y pénètre rarement ; les tinettes portatives sont encore le moyen de vidange employé.

Nous avons rencontré à l'hôpital Broussais des tuberculeux auxquels le Dr Œttinger essayait de procurer les bienfaits de la cure d'air. Une de ses malades dont nous rapportons l'observation (Obs. I) a certainement retiré de grands bénéfices de son séjour à l'hôpital. Couchée avec une autre malade dans une chambre, elle y vivait la fenêtre constamment ouverte, et lorsque le temps était propice, on lui permettait le séjour au jardin.

Ce sont là en somme des cas isolés, des essais louables, mais qui ne peuvent être généralisés, vu la disposition défavorable des hôpitaux actuels. Cependant ils prouvent qu'avec quelques légères améliorations, on pourrait, non pas faire la cure d'air idéale, mais au moins la faire dans une certaine mesure et dans des conditions telles que les tuberculeux en retireraient un effet salutaire.

Et à Boucicaut pratique-t-on la cure d'air? Est-elle possible dans cet hôpital tout nouveau? Non, il n'est pas possible d'y soigner les tuberculeux comme cela devrait être. Ils y trouvent certes un bien-être qui n'existe pas dans les autres hôpitaux. Les salles sont parfaitement aérées, pour des malades qui ont besoin d'être soignés les fenêtres fermées; mais quant à pratiquer la cure d'air, comme il le faudrait chez des tuberculeux, il n'y a pas à y songer. Les salles renferment trop de malades et il est impossible de les contraindre tous aux mêmes obligations. En admettant qu'on ouvrît les fenêtres, cela deviendrait téméraire pour ceux qui seraient obligés de coucher du côté où elles sont ouvertes.

Quant à la cure d'air à l'air libre, elle n'est pas encore possible à Boucicaut. Lorsqu'il fera beau, oui, dans les jardins; mais autrement, quand il pleut, quand il fait trop de soleil ou que le vent souffle, non. Car la véranda qui existe au bout de chaque salle est trop petite pour contenir les vingt malades hospitalisés. D'ailleurs elle n'a pas été construite pour pratiquer la cure d'air; elle est destinée à remplacer les salons des anciens hôpitaux, où peuvent se tenir les malades convalescents.

Qu'y aurait-il donc à faire pour permettre aux tuberculeux de nos hôpitaux de pratiquer utilement la cure d'air? C'est ce que nous essaierons de dire lorsque nous aurons parlé de la cure de repos et des soins corporels nécessaires aux phtisiques.

LA CURE DE REPOS

et l'exercice physique chez les phtisiques.

« Le tuberculeux, dit Sabourin, pour remonter son organisme et le rendre capable de lutter contre sa maladie, doit non seulement ménager ses forces, mains user moins qu'il n'acquiert. Son budget organique doit toujours être en excédent de recettes..... Car il ne s'agit pas seulement pour lui de vivre, il doit en outre soutenir une lutte. S'il reste au-dessous de ce surcroît de vigueur, si, à plus forte raison, il reste en-dessous de l'équilibre normal, il y a beaucoup de chances pour qu'il ne guérisse pas. Par conséquent, étant admis que dans les conditions de la cure d'air, il est capable d'absorber une nourriture suffisante et de la bien assimiler, il devra peu dépenser pour rester en excès de nutrition. » De là la cure de repos. De là la nécessité de ne pas user son corps, pas plus par la fatigue musculaire que par la fatigue intellectuelle et morale. Ces lignes expliquent bien quel doit être le but de la cure de repos. Le tuberculeux doit chercher à réparer les pertes qu'a subies son organisme. Pour cela, la cure d'alimentation lui servira à augmenter les apports ; mais la cure de repos aidera à la cure d'alimentation ; elle en sera pour ainsi dire le corollaire ; car par elle, les pertes que pourrait subir l'organisme seront réduites au minimum et nous aurons d'un côté apport considérable et de l'autre pertes minima, absence d'usure organique. Voyons en quoi doit consister la cure de repos. Nous aurons en vue ici, et cela va sans dire d'ailleurs, la cure de repos faite au dehors, car non seulement tout tuberculeux qui peut se lever devrait passer ses journées hors des salles, mais il devrait en être de même de ceux qui, subfébriles, peuvent cependant être transportés et faire la cure d'air au dehors.

Chez les tuberculeux affaiblis, le meilleur moyen de la pratiquer est d'exiger le repos complet ; mais celui-ci ne devant pas empêcher la cure d'air, c'est sur des chaises longues que l'on étendra les malades pendant des heures entières. Le malade ne doit pas marcher, il ne doit pas s'asseoir ; il doit s'étendre et il comprendra facilement combien le repos lui est profitable ; car le moindre écart le lui prouvera. Bien entendu, il sera suffisamment couvert suivant la saison, et abrité contre le froid. Il sera ainsi comme tout habillé dans son lit. Il restera là étendu jusqu'à dix et douze heures par jour et par tous les temps. Un excellent moyen de leur éviter le froid aux pieds sera de leur donner des chaussons et des sabots.

Au sanatorium de Falkenstein, Dettweiler tient ses malades au repos à peu près toute la journée.

Car le tuberculeux qui possède une santé encore relativement satisfaisante, ne doit pas être condamné au repos absolu, comme l'ont voulu, par exagération certains de ses élèves qui en sont arrivés à tenir leurs malades dans la position horizontale du soir au matin dans leur lit et du matin au soir sur leur chaise-longue.

L'exercice, en effet, ne doit pas être absolument proscrit chez le phtisique ; mais il doit être modéré, sagement réglé par le médecin. Le meilleur exercice qu'on pourra permettre sera la marche ; mais celle-ci devra être courte comme distance et comme durée ; le malade tantôt marchera, tantôt se reposera ; jamais il ne doit s'exposer à la moindre fatigue.

Dans certains sanatoria, on permet les jeux, le tennis par exemple ; mais il sont désapprouvés par la majorité des phtisio-thérapeutes. Car ils ont l'inconvénient d'exciter parfois l'ardeur des malades, ce qui, comme nous allons le dire, peut entraîner les inconvénients les plus graves. Au contraire, les jeux qui se pratiquent au repos, les cartes, les dominos, échecs, dames, etc., seront permis dans une certaine mesure.

L'exercice doit être modéré, avons-nous dit, c'est qu'en effet les auteurs s'accordent à trouver mauvais l'exercice trop violent. Ils citent des cas assez nombreux de tuberculeux, qui à la suite d'une marche trop pénible, d'une soirée de danse, d'une partie de patinage, ont eu des hémoptysies redoutables.

Un grave inconvénient de l'exercice non modéré est encore celui de donner de la fièvre aux malades ou de la rendre plus forte chez ceux qui en présentaient déjà.

Aussi Sabourin propose-t-il de régler l'exercice physique chez les tuberculeux, de la façon suivante, en prenant pour base le degré de température qu'ils présentent :

1° Les malades apyrétiques peuvent marcher à toute

heure de la journée, modérément et sous réserve du contrôle fourni par le thermomètre et la bascule. Car si, après les promenades, le thermomètre accuse le soir une ascension, ou si le poids du malade diminue, c'est que l'exercice est exagéré et qu'il faut le restreindre.

2° Le malade fébrile ou subfébrile, le soir seulement, doit marcher, de préférence le matin avant le grand déjeuner ; s'il n'a pas de température le soir, si son poids augmente, on lui permettra une autre promenade après le déjeuner ;

3° Le malade à fièvre continue doit être à peu près condamné au repos.

On peut considérer comme apyrétique au matin, le tuberculeux chez lequel le thermomètre ne dépasse pas 36°,5 (axillaire) et le soir 36°,7 et 36°,8. Tout tuberculeux qui le soir aura 37° sera considéré comme subfébrile. Celui qui aura constamment plus de 37° sera tenu comme fébrile vespéral, et tout tuberculeux qui, fébrile le soir, aura 37° le matin, sera regardé comme fébrile permanent. Ces données sont excellentes et serviront à établir nettement quel exercice on pourra permettre aux malades.

Tel doit être le repos physique auquel doivent être soumis les tuberculeux. Cette idée de la cure de repos est loin d'être récente, puisqu'Hippocrate disait déjà : « Le malade marchera si la marche lui est utile, sinon il gardera le repos autant que possible ». Il faut lui ajouter le repos intellectuel et moral. Pour cela les tuberculeux des hôpitaux de Paris sont faciles à conduire, en général. Ils y trouvent la vie assurée et leurs soucis diminuent grandement. Le goût du travail intellectuel est généralement peu développé dans la classe ouvrière qui fournit les malades de nos hôpitaux. Mais chez ceux qui auraient par exemple le goût de la lecture, celle-ci peut être permise ; comme pour l'exercice physique, elle sera modérée. Permettez-leur de lire les volumes que renferment les bibliothèques dues à des legs de personnes généreuses ; encouragez même cette lecture pour distraire le malade ; mais ne lui laissez pas lire des tas de romans qu'il s'acharnerait à dévorer.

Ce que nous venons d'exposer est à peu près impossible à pratiquer dans nos hôpitaux actuels, la cure de repos exigeant, en somme, les mêmes dispositions que la cure d'air. Elle serait possible dans certains hôpitaux de Paris, possédant des jardins, à Boucicaut, par exemple, quand le temps le permet et pour les malades qui peuvent se lever et marcher. Mais pour les autres qui auraient besoin de rester assis dans des fauteuils ou couchés sur des chaises-longues, elle est impossible ; car les meubles nécessaires n'existent pas.

Ainsi M. Letulle avait demandé qu'on lui donnât pour ses tuberculeux quelques chaises-longues ; mais il se les est vu d'abord refuser par l'administration et c'est à sa ténacité que sont dues les deux seules qui existent dans chacune des deux salles de tuberculeux de Boucicaut.

Le traitement hygiénique de la tuberculose, avons-nous dit, comprend surtout trois grands points : cure d'alimentation, cure d'air et cure de repos. A ces mesures indispensables, il faut en ajouter d'autres qui seront considérées comme les médications accessoires de la phtisie, mais qui cependant ne doivent pas être négligées. Car le tuberculeux doit, plus que tout autre, suivre une hygiène rigoureuse.

Tout d'abord l'hygiène de la peau est indispensable chez le tuberculeux. Dès le début de la maladie, il est sensible aux moindres modifications de l'état hygrométrique, c'est même pour ainsi dire un des symptômes prodromiques de la tuberculose ; plus tard l'exagération de la sécrétion sudorale est un signe d'affaiblissement du malade.

Il faut donc rétablir le pouvoir d'équilibration des vaisseaux périphériques et pour cela, la meilleure manière est l'application de l'hydrothérapie sous forme de frictions, de bains ou de douches.

Les frictions seront sèches ou humides. Elles seront faites chez tous les malades fébriles ou non fébriles. On les fait le matin avant le premier déjeuner. La friction sèche sera faite avec le gant de crin sur tout le corps. La friction humide se fait avec un gant rude imbibé d'alcool pur, ou odorisé de vinaigre aromatique. Sabourin emploie, au sanatorium du Vernet, l'alcool coupé d'eau de Cologne et aromatisé avec l'essence de lavande. La friction sera continue jusqu'à ce que la peau rougisse légèrement.

Après la friction le malade se met au lit; il se produit alors une légère réaction suivie de bien-être. Cette méthode a l'avantage de réveiller le malade et d'exciter son appétit ; il prendra avec plaisir son premier repas.

Faut-il avoir recours indifféremment à la friction sèche ou à la friction humide? D'après Peter, on fera d'abord des frictions sèches afin d'habituer le corps ; puis, après quelques jours, lorsque le corps est accoutumé à cette pratique, il conseille la friction additionnée d'un stimulant liquide (Baume de Fïoraventi, eau de Cologne). Ensuite il faut faire des frictions avec un linge mouillé et, enfin, l'affusion complète.

A moins de contre-indications spéciales, le tuberculeux non fébrile sera baigné avec avantage. Malheureusement c'est une chose difficile à faire accepter des malades; le bain sera pris à la température de 37° et durera 15 minutes au maximum. Il sera donné le matin avant le grand déjeuner, c'est-à-dire vers dix heures. On observera toutes les précautions pour que le malade ne se refroidisse pas. Aussitôt après le bain il sera essuyé et frictionné dans son peignoir. Puis le malade ne s'immobilisera pas, il fera une courte promenade.

Quant à la douche froide, conseillée comme moyen hygiénique, nous pensons qu'elle doit être complètement abandonnée: elle demande d'abord à être maniée avec prudence et par une main expérimentée, et tout au plus pourrait-on la permettre aux tuberculeux guéris, chez lesquels on voudrait produire un endurcissement énergique.

Que fait-on actuellement dans les hôpitaux pour les tuberculeux au point de vue de l'hydrothérapie? On peut dire absolument rien. On donne un grand bain de propreté à chaque malade dès son entrée et ensuite on ne renouvelle les bains que fort peu souvent et seulement quand la propreté du malade l'exige. Il ne devrait pas en être ainsi; l'hydrothérapie est indispensable aux tuberculeux, elle assure d'abord le bon fonctionnement de la peau, puis elle excite l'appétit, comme nous l'avons déjà dit.

Le procédé des grands bains journaliers est impossible

dans un hôpital, pour tous les malades. Tout au plus pourrait-on leur donner deux bains par semaine. Aussi peut-on les remplacer sans inconvénient par les bains par aspersion. La façon dont ils sont établis à l'asile de Vincennes nous paraît excellente. Des cabines sont groupées au centre d'une salle de plus de 4 mètres de hauteur, d'où les buées sont évacuées par des lanterneaux placés à la partie supérieure ; Cette salle est maintenue à une température de 18° par un chauffage à la vapeur. Chaque cabine est divisée en deux : une partie, destinée à se déshabiller, à parois de pin verni, est munie d'un banc et d'un portemanteau ; elle est fermée sur le passage par un rideau et séparée de la partie où se prend la douche, par une porte à coulisse en tôle galvanisée. La cabine de bains est fermée sur les quatre faces par des cloisons, encadrées dans des châssis en fer galvanisé. Les cloisons sont de hauteur suffisante pour que le baigneur ne soit pas vu de ses voisins, tout en étant disposées de façon que ses pieds et sa tête demeurent visibles pour le surveillant. Au-dessous de la douche, le sol est déprimé en cuvette pour servir de bain de pieds et il est recouvert d'une claie en bois. Chacun se douche soi-même à l'aide d'une chaîne de tirage, avec 10 à 15 litres d'eau tiède qui continue à couler quand on lâche la chaîne, ce qui permet d'avoir les mains libres pour se nettoyer.

En outre des bains, le malade aura encore quelques soins de toilette à prendre. Bien entendu la face sera largement lavée chaque matin. La bouche sera nettoyée et les dents brossées après chaque repas avec une solution d'eau boriquée. La tête sera tenue très propre au moyen de frictions à l'alcool. La barbe et les cheveux seront taillés régulièrement, tous les 15 jours au moins ; il vaudrait mieux exiger que la barbe fût rasée.

On aura grand soin de visiter chaque semaine la bouche des malades afin de faire un nettoyage des dents en enlevant le tartre et en arrachant les dents cariées.

En somme, rien ne doit être négligé pour le bien-être du tuberculeux ; tout a son importance, et une hygiène rigoureuse et sévère contribuera à la guérison.

PROJETS DE RÉFORMES

A ACCOMPLIR POUR L'HOSPITALISATION ET LE TRAITEMENT DES TUBERCULEUX DE PARIS

Nous avons déjà dit que l'Assistance publique se préoccupait des mesures à prendre pour les soins à donner aux phtisiques qui réclament leur hospitalisation.

En France, nous nous sommes laissé dépasser par l'étranger sur ce point.

En Suisse, la ville de Berne fut la première à songer au traitement rationnel de la phtisie et en 1890, le peuple bernois décida d'ériger en guise de statue de la Liberté, l'Hôpital du Centenaire pour les phtisiques pauvres. L'emplacement choisi est à 1,160 mètres d'altitude dans le hameau de Schwendi; il possède une centaine de lits et reçut le nom de *Asile de Berne pour les tuberculeux*. Depuis, la plupart des cantons imitèrent cet exemple.

Mais toutes ces tentatives locales, indépendantes les unes des autres, ne pouvaient que gagner à être groupées; cette concentration fut résolue le 17 août 1893, époque à laquelle fut fondée la *Caisse nationale des phtisiques pauvres*.

Ce qu'on se proposait se trouve résumé dans les lignes suivantes :

1° Les sanatoria à l'usage des malades atteints d'affection pulmonaire doivent être situés dans les montagnes et si possible dans les hautes montagnes, dans des lieux sans poussière, bien ensoleillés et à l'abri des vents ;

2° La création de grands établissements est désirable ;

3° La construction et l'aménagement doivent répondre aux exigences de l'hygiène moderne, spécialement de l'hygiène de la tuberculose. Des vérandas ou galeries couvertes, installées pour la cure en plein air et des appareils à vapeur de désinfection sont, en outre, indispensables ;

4° On n'admettra que des malades dont on peut attendre la guérison ou dont on peut espérer, du moins, qu'ils pourront être rendus à leur activité ;

5° Les sanatoria doivent être dirigés et administrés d'après la méthode suivie dans les établissements spéciaux pour le traitement des phtisiques. On ne pourra nommer à leur tête que des médecins connaissant cette méthode à fond. Les médecins devront être intimement attachés à ces établissements.

Pour réaliser ces vœux, pour obtenir les fonds nécessaires, le comité lança un émouvant *Appel au peuple. La Caisse nationale des phtisiques pauvres de la Suisse* n'est encore qu'à ses débuts, mais elle est appelée à devenir rapidement une des institutions sociales les plus utiles de notre siècle.

En Allemagne et en Autriche on se préoccupe également des soins à donner aux tuberculeux pauvres. Des sanatoria s'élèvent depuis quelques années dans ce but. C'est surtout à Dettweiler, en Allemagne, et au professeur Schrötter, en Autriche, que revient le mérite d'avoir encouragé par leur zèle ce qui a été fait jusqu'ici pour la cure des phtisiques.

Le principal établissement de ce genre qui existe en Allemagne est le sanatorium de Falkenstein pour indigents ; il est à côté du sanatorium payant. Il a été fondé par le Dr Dettweiler qui était phtisique lui-même et qui est parvenu à guérir de sa phtisie par un traitement hygiénique sagement mené. Il est à 370 mètres d'altitude, bien abrité des vents et possède une vue superbe sur la vallée du Mein. Le sol ardoiseux de cette région évite l'humidité; des galeries de repos avec des chaises longues permettent d'y faire complètement la cure d'air. L'hôpital peut recevoir 28 malades dans 14 chambres à deux lits. Les malades augmentent en moyenne de sept livres pendant un séjour de neuf semaines. En un an, sur 133 malades hospitalisés, 102 sont partis améliorés et parmi eux une dizaine n'avaient plus de bacilles dans leurs crachats. L'installation a coûté 12,500 francs. Le prix d'entretien d'un lit est de 3 fr. 10. On n'y admet que les malades du sexe masculin et encore seulement ceux qui sont curables. Dès qu'une lésion bacillaire est constatée ou, du moins, dès qu'on a trouvé des bacilles dans les crachats d'un malade, on l'admet à l'hôpital et on le garde pendant une durée de neuf semaines et même de treize semaines. Car pendant ce temps une pension d'assurance paye les frais d'hôpital. Et l'intérêt de la compagnie étant d'avoir le moins de tuberculeux possible, veut que dès le début on enraye la maladie.

En Russie et en Norwége, il existe aussi quelques établissements spéciaux où l'on peut soigner avec avantage les tuberculeux.

Mais c'est l'Angleterre qui, de tous les pays d'Europe, est dotée le plus largement en hôpitaux où l'on traite spécialement la phtisie. Les principaux de ces établissements sont :

L'*Hôpital Royal,* le plus ancien de Londres, fondé en 1814 et rebâti à neuf dans ces dernières années.

L'*Hôpital Brompton,* ceux de *Victoria-Park* et de *Mount-Vernon,* à Londres.

L'*Hôpital de Ventnor,* dans l'île de Wight.

L'*Hôpital de Craigleith,* près d'Edimbourg.

Dans ces établissements de l'étranger, les malades sont soignés soit gratuitement, soit moyennant une minime redevance ; ceux qui le peuvent paient leur séjour ; pour les autres il existe des compagnies, des sociétés, des dons qui permettent de les recevoir également.

En France, il existe quelques établissements où l'on traite les tuberculeux qui peuvent payer leur séjour, et encore le nombre en est très restreint. Ainsi, en 1890, le Dr Sabourin fonda dans une petite localité des Pyrénées-Orientales, qui s'appelle le Vernet, un sanatorium connu sous le nom d'établissement du Canigou ou du Vernet ; mais les malades n'y logent pas ; ils se rendent tous les matins à l'établissement où ils ne passent que la journée, ils logent dans un hôtel du voisinage ce qui constiue une défectuosité énorme pour le traitement rationnel des malades qui devraient toujours être surveillés. De plus, la cure ne peut se faire seulement que d'octobre à mai à cause de la chaleur trop forte qui règne en dehors de cette saison.

Un second sanatorium a été fondé par le Dr Sabourin, au mois de juin 1897, près de Clermont-Ferrand, au château de Durtol; l'établissement reste ouvert toute l'année ce qui est un incontestable avantage. Il occupe de plus une situation très avantageuse pour la cure de la phtisie.

Enfin un troisième sanatorium a été ouvert au mois d'octobre 1897, à Trespoey, près de Pau, sous la direction du Dr Crouzet. Il occupe également une situation superbe; mais malheureusement, comme le sanatorium du Vernet, il est inhabitable pendant une partie de l'année; il n'est ouvert que d'octobre à mai et même pendant cette période, le soleil force parfois le médecin à faire mettre les chaises longues au nord, derrière la véranda, afin de protéger les malades contre le soleil trop ardent.

Il existe encore des fondations particulières où l'on soigne quelques phtisiques, mais en petit nombre. C'est ainsi que l'asile de Villepinte, en Seine-et-Oise, reçoit des jeunes filles poitrinaires, la plupart incurables dont on adoucit les derniers jours. Il est toujours au complet et on ne peut y entrer que difficilement, malgré la petite pension que les malades ont à y acquitter.

En somme, il existe très peu d'établissements destinés spécialement aux phtisiques. Il a été fait davantage pour les enfants tuberculeux. En 1887, fut fondée l'*Œuvre des Hôpitaux marins,* en vue « d'assurer sur les côtes de France des établissements destinés au traitement des enfants tuberculeux ou scrofuleux des deux sexes ». Elle a déjà rendu de grands services. D'autre part, en 1861, l'Assistance publique de Paris inaugurait sur la plage de

Berck-sur-Mer, un petit hôpital de 100 lits, destiné aux enfants tuberculeux; plus tard elle construisit à côté un grand établissement de 600 lits. Sur la même plage et dans le même but fut édifié, en 1892, l'hôpital Rotschild qui peut recevoir 50 enfants.

A Paris, une institution de bienfaisance, connue sous le nom d'*Œuvre des enfants tuberculeux* fut fondée en 1888 ; elle possède actuellement un dispensaire à Paris et deux hôpitaux dans les environs, celui d'Ormesson, qui domine la vallée de la Marne, et celui de Villiers-sur-Marne. Dans ces deux établissements, le traitement suivi est basé sur l'hygiène, l'aération, la suralimentation d'après les idées que nous avons exposées.

Donc, dans notre pays, il n'existe pour ainsi dire pas d'établissements spéciaux destinés à la cure des tuberculeux. Nous avons vu cependant que l'Assistance publique s'était inquiétée de l'état actuel et avait cherché tout récemment par quels moyens on pourrait arriver à obtenir l'isolement des tuberculeux. Elle a utilisé trois hôpitaux où les phtisiques sont traités dans des salles spéciales ; elle a réservé à l'hôpital Boucicaut deux salles pour les tuberculeux; mais elle n'a réalisé ainsi qu'une partie du traitement de de la tuberculose, le traitement prophylactique. Car il est impossible actuellement de donner aux tuberculeux les soins que réclame leur état, c'est-à-dire de pratiquer la cure d'air et la suralimentation. Boucicaut, qui est de création toute récente, n'est pas en effet un hôpital destiné aux phtisiques, ce n'est que temporairement qu'on les y hospitalise.

Cependant on a déjà songé à établir des hôpitaux spéciaux pour les phtisiques. Actuellement un établissement est en construction à Angicourt (Oise) ; il pourra contenir 200 lits et sera aménagé sur le modèle du sanatorium de Falkenstein. Deux autres projets sont à l'étude : on parle d'établir deux hôpitaux, l'un près de Boucicaut et l'autre sur les terrains de Brévannes. Mais quand ces projets seront-ils réalisés? Des sommes considérables seraient nécessaires, puisque le sanatorium d'Angicourt aurait déjà absorbé, paraît-il, plus de 800,000 francs.

Qu'y aurait-il donc à faire pour le traitement des tuberculeux pauvres à Paris ? Nous ne nous proposons pas ici d'entrer dans des détails de construction d'un hôpital idéal ; mais nous chercherons à indiquer quels sont, à notre avis, les améliorations qu'on devrait apporter dans les établissements que l'Administration de l'Assistance publique a projeté d'élever pour traiter spécialement les phtisiques. Auparavant, nous dirons un mot de ce qui pourrait être fait en utilisant les locaux existants.

Il est d'abord un point de nécessité absolue, résolu en partie par les services réorganisés à Laennec, Tenon et Lariboisière et au nouvel hôpital Boucicaut, c'est l'isolemeut des tuberculeux. Peut-être pourrait-on augmenter le nombre des salles actuelles, destinées à cet isolement, à Tenon et Lariboisière, par exemple ; peut-être pourrait-on en créer de semblables dans quelques autres hôpitaux ; à Broussais, par exemple, hôpital situé dans des conditions avantageuses par rapport aux autres, étant auprès des fortifications, c'est-à-dire éloigné du centre de Paris, dans un quartier encore peu peuplé et où les maisons sont peu agglomérées.

Le matériel de ces salles (lits, tables de nuit, crachoirs, meubles, etc.) y serait remplacé par un matériel semblable à celui qui existe à Boucicaut. Les crachoirs seraient stérilisés et cela dans tous les hôpitaux en général. De même le balayage et l'époussetage y seraient supprimés.

On devrait y tenter dans la mesure du possible la cure d'air et de repos. Tenon, Broussais et surtout Boucicaut possèdent des jardins où, pendant les beaux jours, on pourrait pratiquer la cure d'air jusqu'à un certain point. Il suffirait de multiplier les bancs et les chaises de jardin, d'acheter quelques chaises longues, quelques tentes en toile ou quelques cabines de bains de mer en osier. Ce serait là une dépense relativement faible et l'on aurait au moins l'avantage de traiter utilement les tuberculeux présentant des chances d'amélioration ou même de curabilité. Dans les salles aussi, on chercherait à pratiquer la cure d'air, la méthode des fenêtres ouvertes, tout en ayant soin de ménager les malades gravement atteints ; l'exemple de M. Œttinger à Broussais nous paraît devoir être hautement recommandé.

Dans tous les hôpitaux, aussi bien pour les tuberculeux que pour les autres, tous les malades devraient échanger, pendant leur séjour, leurs vêtements contre ceux fournis par l'hôpital. Ceci a lieu dans les hôpitaux militaires ; à Paris on ne le fait qu'à l'hôpital Boucicaut, dans les autres établissements on ne donne qu'une simple capote. Il serait de nécessité absolue de remplacer les chemises de toile par des chemises de flanelle. Comme coiffure, les malades de Boucicaut ont depuis quelques semaines un chapeau pour se préserver des rayons du soleil. L'hiver, on devrait leur donner, au lieu de sandales, comme ils en ont actuellement, des sabots avec chaussons fourrés, dits de Strasbourg.

Quant à la cure d'alimentation, elle devrait exister et n'être pas à l'état théorique, comme on la pratique seulement aujourd'hui, on suivrait les règles que nous avons indiquées précédemment.

Mais il est un point sur lequel nous voulons particulièment insister. A Boucicaut, on s'est occupé avec un grand soin de la question des crachats. Les crachoirs collectifs du Dr Thoinot et de M. Nielly sont parfaits. On les a prodigués avec justesse dans les couloirs. Mais nous n'en trouvons pas un seul dehors. Où cracheront donc les malades dans les jardins? Par terre naturellement ; ou bien ceux retenus par un sentiment de propreté cracheront dans leur mouchoir, où les crachats se dessècheront ; d'autres avaleront leurs crachats, ce qui a de graves inconvénients. Car les crachats déglutis arrivent dans l'estomac et l'intestin, ils atténuent l'appétit, empêchent la digestion, quelquefois même ils permettent ainsi au bacille de Koch de se greffer sur le tube digestif : de là l'entérite tuberculeuse caractérisée par une diarrhée qui épuise tous les malades.

Pour remédier à ce mauvais état de choses, il existe deux moyens : celui d'abord d'installer des crachoirs collectifs, soit le long des murs, soit au bord des parterres en les dissimulant au milieu du feuillage ; ceci est facile à faire. L'autre est de doter chaque malade d'un crachoir de poche. Mais malheureusement il n'en existe pas à notre avis de bien pratique. Celui de Dettweiler que nous avons eu entre les mains n'est autre qu'un flacon en verre renforcé et de couleur bleue pouvant se déboucher par les deux bouts, disposition facilitant le nettoyage et la stérilisation. Mais il est beaucoup trop petit et incommode. De plus son prix est trop élevé. Son seul avantage est qu'il est facile à dissimuler, avantage précieux pour le tuberculeux qui vit au dehors de l'hôpital. Mais là cette question est à mettre de côté, car le malade n'a pas besoin de chercher à se cacher. On devrait donc, en France, faire ce qui a lieu à Manchester-hôpital, par exemple, ou encore au Victoria dispensary d'Edimbourg ; chaque malade possède son crachoir portatif et ne doit jamais cracher dans son mouchoir.

Telles sont les réformes qui nous semblent indispensables, pour le moment, et qu'on pourrait presque mettre en pratique du jour au lendemain. En attendant la création d'hôpitaux spéciaux, on aurait amélioré le sort des malheureux tuberculeux.

Car, en effet, avec les conditions actuelles et même avec les réformes que nous proposons, c'est totalement insuffisant. Tout le monde s'accorde à le dire, l'Assistance publique s'efforce de réaliser peu à peu ce qu'elle a projeté.

D'abord il est une question qu'il s'agit de résoudre. Où devraient être construits les établissements destinés à la cure de la tuberculose pulmonaire ? Les uns préfèrent les climats tempérés, ceux de la côte méditerranéenne par exemple ; les autres veulent des climats d'altitude et de montagne. Il est un fait certain, c'est qu'il y a nécessité absolue à éloigner de Paris les tuberculeux ; dans la ville ils n'y trouveront pas un air assez pur et assez propice pour pratiquer utilement la cure que réclame leur état.

Mais est-il absolument nécessaire d'envoyer loin de

Paris tous nos tuberculeux. Malheureusement non ! Cela est bien inutile, car pour les pauvres malades parvenus à la période de consomption, il n'y a plus rien à espérer ; à ceux-là nous ne devons qu'une chose, leur assurer la tranquillité de leurs derniers jours ; la cure leur serait d'une utilité bien infime. Aussi trouvons-nous que les idées de notre maître, le Dr Letulle, sont excellentes et que c'est sur elles qu'on devrait se baser pour répartir les tuberculeux.

Il faudrait, dit-il, avoir un service de tuberculeux bien organisé, qui aurait pour attributions de répartir les phtisiques dans les centres qui leur seraient spécialement octroyés. L'état plus ou moins avancé des lésions pulmonaires réglerait le placement et la distribution des malades, c'est dire que ce service administratif possèderait un Comité médical chargé de la répartition urbaine, suburbaine ou provinciale des malades bacillaires.

Les tuberculeux seraient distribués selon leurs lésions : par exemple, les incurables, les malades arrivés à la dernière période de consomption, seraient déversés dans certains services créés dans chaque hôpital ou hospice parisien. Ces services petits, isolés, pourvus de tous les perfectionnements réclamés par l'hygiène hospitalière, fonctionneraient à part, dans le grand tout de chaque hôpital ou même de l'hospice auxquels ils appartiendraient. Leur désinfection en particulier serait sévèrement surveillée.

Les tuberculeux encore atteints légèrement, encore transportables, seraient répartis hors de la ville. Suivant les indications que la forme clinique de leur tuberculose, la constitution des malades, leurs antécédents héréditaires, l'action des divers traitements déjà suivis permettraient d'établir, tel phtisique serait envoyé dans des petits hospices suburbains. Ces hospices spéciaux, sortes de postes-secours, hôpitaux de seconde ligne, bien isolés, seraient destinés aux phtisiques déjà peu transportables.

Tel autre tuberculeux du poumon s'exilerait dans l'un des lazarets de province, qu'on fonderait dans toute région favorable.

Donc, pour les tuberculeux arrivés à la dernière période de consomption, on les répartirait dans les hôpitaux actuels, en leur réservant des salles particulières. Dans ces services on prendrait les mesures prophylactiques que réclame la tuberculose, on chercherait le plus possible comme on le fait actuellement à adoucir leurs souffrances, en attendant la mort prochaine, contre laquelle toute thérapeutique est impuissante à lutter.

Mais c'est pour les autres phtisiques qu'on construirait des hôpitaux spéciaux, aménagés suivant les nécessités que réclament la cure d'alimentation, la cure d'air et la cure de repos.

Où seront-ils établis ? Cette question a été celle qu'on s'est toujours posée avant l'établissement de tous les sanatoria qui existent à l'étranger. Or elle a été différemment résolue. Les uns ont préconisé les stations élevées, les climats d'altitude et de montagne, recherchant ainsi la pureté de l'air et une certaine raréfaction de l'atmosphère, prétendant exciter ainsi l'organisme par un air un peu vif qui réveille les fonctions organiques. Certains trouvent les bords de la mer excellents pour la cure de la phtisie, pour des raisons à peu près semblables. D'autres préfèrent les climats tempérés ; on sait par exemple que le littoral français de la Méditerranée est recommandé universellement pour les malades de la poitrine qui veulent de la chaleur et du soleil pendant l'hiver : les stations de Cannes, de Menton et d'Hyères reçoivent chaque année des quantités de tuberculeux qui viennent y chercher leur guérison. Enfin une dernière catégorie de médecins se contentent tout simplement du climat de plaine, cherchant seulement à éloigner les tuberculeux des grandes villes pour leur procurer un air sain, pour les éloigner de leurs travaux et soustraire leur esprit à toute préoccupation.

Il existe des sanatoria un peu partout à l'étranger dans les latitudes variées et à toutes les altitudes habitables depuis 35 mètres jusqu'à 1,850 mètres au-dessus du niveau de la mer, qui sont les deux limites extrêmes représentées par les stations d'Arosa et de Malchow.

Chacun des climats a ses avantages et ses inconvénients. Le climat froid active la circulation, favorise les échanges, et excite l'appétit, mais il impressionne trop souvent les phtisiques fébriles. L'air froid sec et vif provoque la toux et l'insomnie. Le climat chaud diminue les quintes de toux, facilite l'expectoration, mais il est déprimant.

Si l'on s'en tient aux résultats obtenus, on voit qu'ils sont partout à peu près analogues ; les tuberculeux guérissent aussi bien dans les climats tempérés que dans les climats froids, pourvu que le traitement hygiénique y soit appliqué avec tous les soins que réclame l'état actuel de la science. Les climats d'altitude tant vantés ne semblent avoir qu'un rôle secondaire, si l'on juge par les résultats excellents obtenus à Falkenstein, station peu élevée (450 mètres) et plutôt un peu brumeuse.

Il ne semble pas y avoir de climat vraiment spécifique de la tuberculose. Comme le dit Léon Petit : « D'une manière générale on peut admettre le soleil et le froid comme favorables, les brouillards, les variations barométriques et le vent comme défavorables. Toutefois le vent, quand il n'est ni trop fréquent, ni trop violent, donne à l'atmosphère un coup de balai qui le purifie... Les pays à immunité tuberculeuse sont ceux où la population, peu dense, est constamment dans un air qui n'a pas encore été souillé. Ils attirent les malades, et le jour où ils sont devenus des stations à la mode, ils ont depuis longtemps perdu les qualités qui ont fait leur succès. Dans la haute montagne, en pleine mer, au bord de quelques grands lacs, au fond de la campagne inhabitée, on trouve des endroits non tuberculeux, mais il n'en est pas un qui soit anti-tuberculeux ».

Comme meilleure preuve que le climat n'a pas une importance aussi grande qu'on serait tenté de le croire, ce sont les résultats obtenus à Paris même, car nos observations montrent qu'on a pu améliorer quelques tuberculeux dans nos hôpitaux, et l'on sait quel air vicié on y respire habituellement.

Il n'est pas indispensable de rechercher des climats spéciaux pour la cure de la tuberculose pulmonaire. Nous sommes persuadé qu'on peut la pratiquer un peu partout, pourvu qu'elle soit bien pratiquée, et à notre avis une seule chose suffit, c'est d'envoyer les tuberculeux à la campagne. C'est également l'avis de M. Letulle; « Que les sanatoria, dit-il, soient aux environs de Paris ou en province, peu importe, pourvu que les règles de l'hygiène soient suivies. » En somme, ce qu'il y a à considérer avant tout, ce n'est pas tant la situation de l'établissement que la méthode du traitement à faire suivre aux malades.

A quelques lieues de Paris seulement, il serait possible

d'établir des hôpitaux pour les phtisiques. On ferait le choix d'un sol sain, loin des marécages, abrité des vents où l'air soit pur, sec, calme et frais. Les hôpitaux d'Ormesson et de Villiers-sur-Marne destinés aux enfants tuberculeux sont parfaitement situés. En pleine forêt de Fontainebleau on pourrait très bien établir un hospice de tuberculeux. Une fois le tout-à-l'égout établi et le déversement de ceux-ci dans les champs d'épandage, l'emplacement où se trouve le château d'Ecouen pourrait être utilisé, car il n'y aurait plus les odeurs nauséabondes que l'on respire l'été.

Il y aurait d'ailleurs plusieurs avantages à ce que l'Assistance publique n'envoyât pas trop loin ses phtisiques. Tout d'abord il y a une question de transport qui serait onéreuse et que l'on éviterait ainsi. De plus, il est une chose qu'il sera difficile de faire admettre aux malades, c'est de s'en aller trop loin de Paris. Celui qui entre à l'hôpital vient ordinairement y chercher une guérison aussi prompte que possible. Le phtisique surtout, comme on le sait, même phtisique avancé, se croit toujours peu malade, il fait des rêves d'avenir qu'il compte mettre à exécution dans le plus bref délai. Près de ses occupations qui le retiennent à Paris, s'il va à l'hôpital, il compte bientôt reprendre sa vie habituelle et retourner à son travail. Et s'il est peu éloigné de son lieu de résidence, cela lui permettra d'être plus facilement en relations avec sa famille et de la voir. L'effet moral est à considérer dans le traitement hygiénique de la tuberculose.

Parmi les objections qui ont été élevées contre la construction d'hôpitaux spéciaux pour les phtisiques il en est une qui certes mérite d'être considérée. C'est la question de savoir s'il y a danger pour les habitants du pays, si le nouvel hôpital deviendra un foyer de contamination pour la population voisine. Nombre de pays se sont refusés à concéder des terrains et cela pour la raison que nous venons de dire. Or, l'expérience a démontré qu'il n'en est rien. Un sanatorium n'est pas un danger pour le voisinage. Pour ne citer qu'un exemple, si nous prenons le sanatarium de Gœbersdorf, malgré les 10.000 tuberculeux qui l'ont fréquenté, d'après Brehmer, la mortalité par tuberculose n'a cependant pas augmenté dans le village.

Nous n'insisterons pas sur les plans qu'on devrait adopter dans la construction de l'hôpital idéal ; cela n'est pas de notre compétence. Les pavillons de Boucicaut nous paraissent très bien, trop bien même pourrions-nous dire ; car il nous semble qu'on pourrait élever des hôpitaux moins coûteux que ce dernier qui est revenu à trois millions. Nous sommes d'avis qu'il est inutile de rechercher le luxe, le confortable doit suffire. De plus, il faut songer à détruire les constructions plus ou moins contaminées au bout d'un certain nombre d'années. Aussi le nouvel hôpital jouira de toutes les améliorations de l'hygiène moderne sans en avoir le luxe dispendieux.

Les salles devraient contenir une dizaine de malades, vingt au maximum. Car tous nous recherchons à vivre en petit comité, les grands dortoirs nous effraient. La chambre à deux ou trois lits serait l'idéal ; mais malheureusement elle est impossible dans un hôpital, parce que cela ferait trop de divison, et il faudrait un personnel trop nombreux pour assurer un service bien organisé.

Ce qui nous paraîtrait parfait, ce serait de n'avoir qu'une seule rangée de lits disposés d'un seul côté de la salle ; ainsi on pourrait très facilement faire la cure d'air sans incommoder les malades. L'hiver, les lits seraient adossés au côté nord et on ouvrirait les fenêtres regardant au midi ce qui permettrait aux malades de profiter de la chaleur solaire ; au contraire, l'été, on adosserait les lits au midi pour ouvrir les fenêtres du côté nord, afin de soustraire les malades à la trop forte chaleur.

De chaque salle dépendraient trois ou quatre chambres qui serviraient à isoler les malades contagieux ou que leur affection rendrait désagréables pour les voisins.

Le réfectoire serait bien aménagé ; le malade a besoin d'une véritable salle à manger, la table serait même plutôt servie avec un certain luxe ; nous savons tous qu'une table bien servie invite à manger avec plus de plaisir.

Chaque hôpital pourrait recevoir 200 à 250 malades au plus ; car il faut éviter la trop grande accumulation.

Les salles seraient aménagées comme le sont celles de l'hôpital Boucicaut. Les règles de l'hygiène actuelle y seraient bien entendu, strictement observées.

Au dehors, l'utilité d'un parc est incontestable ; nous avons déjà dit que les malades y feraient la cure d'air aux beaux jours ; il y aurait des jardins confortablement aménagés, jetant une note gaie au milieu de ces malades. Les crachoirs collectifs y seraient disposés en grand nombre. De plus, chaque phtisique aurait son crachoir portatif. On installerait des guérites de bains de mer en osier, des tentes, des tonnelles, des bancs et des chaises de jardin, des chaises-longues.

Mais, pour pouvoir pratiquer la cure d'air au dehors, il serait absolument nécessaire de construire des vérandas couvertes comme il en existe dans les sanatoria allemands, afin que les malades fussent à l'abri du vent et de la pluie tout en bénéficiant de la cure d'air telle qu'elle devrait être pratiquée. Elles seraient en communication directe avec les salles, considération importante, puisque les malades pourraient ainsi se rendre à leurs chaises-longues sans s'exposer aux intempéries.

Il existe à la Maternité de l'hôpital Saint-Antoine une galerie couverte, sorte de véranda ; si elle était un peu plus profonde et totalement ouverte sur le devant, avec facilité de pouvoir exposer les malades au nord et au midi suivant la saison, elle réaliserait la véranda désirable pour le phtisique. Nous nous étonnons qu'on n'ait pas suivi cet exemple à l'hôpital Boucicaut, les malades y auraient gagné assurément ; car cela est triste pour eux de n'avoir pour les jours de pluie que la salle comme seul refuge où l'on puisse se reposer.

Avec ces dispositions le phtisique ferait dans des conditions excellentes la cure d'air et la cure de repos.

Quant à la cure d'alimentation, elle serait encore plus facile à réaliser; il suffirait de donner aux malades une nourriture mieux préparée et plus abondante que celle des hôpitaux actuels.

Un système de galeries souterraines, disposé comme à l'hôpital Boucicaut, permettrait de faire le service des salles: car nous voudrions que tout se fît par les sous-sols comme à l'hôpital Urbain, de Berlin, et qu'on laissât l'extérieur seulement aux malades.

Nous voudrions qu'on ne se contentât pas de donner aux malades des livres pour les distraire. La bibliothèque populaire est excellente bien entendu; mais on devrait aussi permettre aux malades certains jeux peu fatigants et qui les distrairaient; les échecs, le jacquet, les dames, les cartes, les dominos, etc.

Mais, pour parvenir à réaliser ces projets excellents, il faut des sommes d'argent considérables et il se passera probablement de longues années encore avant qu'on puisse soigner les tuberculeux pauvres comme on le désirerait.

Nous avons déjà dit qu'en Suisse s'était fondée une *Caisse Nationale des phtisiques pauvres* destinée à soigner gratuitement ces derniers.

En Angleterre, l'Hôpital de Victoria-Park ne touche aucune subvention fixe de l'État ou de la ville; il ne vit que de subsides volontaires. Les dons affluent en grand nombre et, bien qu'il n'y ait pas de budget fixe limitant les moyens d'action, bien que les administrations aillent de l'avant, au risque de s'endetter, la charité publique ne les laisse pas en détresse.

Chaque année à Londres, deux jours sont consacrés à la collecte des fonds nécessaires aux hôpitaux. Des quêtes sont faites pendant ces jours dans la rue, dans les temples, les écoles, les ateliers, les magasins et on rapporte que ces jours-là « les femmes du plus grand monde se disputent l'honneur de s'installer sur le trottoir et de tendre la main aux passants pour les malades ». Une de ces journées aurait ainsi produit 50,000 livres sterling soit 1,250,000 francs.

En Allemagne, l'ouvrier est obligé par la loi de contracter une triple assurance contre la maladie, les accidents et enfin contre la tuberculose. Cette législation récente date des années 1883 et 1891. L'assurance est réalisée par des sociétés locales fonctionnant d'après le principe de la mutualité. En cas de maladie, l'assuré touche un secours d'argent pendant treize semaines, lui permettant de se soigner soit chez lui, soit à l'hôpital. La caisse d'invalidité et de vieillesse assure à l'ouvrier une pension.

Pourquoi n'existe-t-il pas de semblables institutions en France? Elles viendraient en aide à l'administration de l'Assistance publique. La France passe pourtant pour le pays de la charité.

Il y aurait encore un moyen de dégrever les frais d'hôpitaux soignant gratuitement les phtisiques; ce serait d'annexer à chacun un pavillon qui recevrait les malades riches ou suffisamment aisés (Léon Petit), ou plutôt ce serait de prélever sur les bénéfices de sanatoria payants une certaine somme, car ainsi on ne froisserait pas l'amour propre des phtisiques pauvres traités à côté des riches. Combien de gens qui s'en vont à la mer, à Nice, à Menton chercher leur guérison, n'y trouvent que le plaisir et la distraction. Ils consentiraient aussi bien à s'exiler dans des sanatoria où ils auraient l'espoir d'une guérison ou au moins d'une amélioration certaine. Il existe bien à Paris des maisons de santé particulières où les malades riches viennent subir des opérations, où les femmes viennent accoucher, pour être dans les mains d'un praticien habile et renommé. De telles gens viendraient aussi bien dans les sanatoria pour phtisiques.

En dehors des gens riches ou au moins très aisés qui pourraient se faire hospitaliser au sanatorium payant, il y a nombre de gens d'une aisance relative qui pourraient au moins payer une certaine rétribution à l'Assistance publique. D'après les règlements actuels, les hôpitaux ne devraient recevoir gratuitement que les véritables indigents. Mais combien d'autres qui pourraient payer au moins 2 ou 3 francs par jour et qui viennent dans nos hôpitaux s'y faire soigner gratuitement; il y aurait là un abus assez facile à combattre et qui dégrèverait, nous en sommes persuadé, le budget de l'Assistance. Sans faire payer absolument le prix de revient de la journée d'hôpital, on pourrait exiger une petite somme de ceux-là. C'est ainsi qu'en Angleterre, à l'hôpital de Ventnor, situé dans l'île de Wight, les malades versent une légère rémunération de 12 fr. 50 par semaine; cela suffit à leur donner le sentiment de l'indépendance et contribue à dégrever d'autant les frais de la maison.

Pourquoi la ville de Paris ne réaliserait-elle pas un emprunt lui permettant de construire le plus rapidement possible les hôpitaux qui sont nécessaires aux phtisiques?

Ce sont là des points à étudier le plus tôt possible et qui, une fois réalisés, feraient le plus grand honneur à Paris. Car le péril est là. La tuberculose fauche chaque année un quart de ceux qui s'en vont. L'étranger nous donne l'exemple, faisons tous nos efforts pour le devancer.

CONCLUSIONS

La phtisie pulmonaire fait des ravages considérables dans la population hospitalière de Paris. Cependant il est prouvé que la tuberculose est une affection curable. Mais c'est à la condition qu'on établisse un traitement rigoureux, sagement institué et scrupuleusement observé par le malade.

Ce traitement comprend deux parties : traitement prophylactique et traitement curateur. Le premier a pour but d'empêcher la contagiosité de la tuberculose : or cette contagion se fait surtout par les poussières renfermant un nombre infini de bacilles qui se trouvent transportés sur les muqueuses de l'appareil respiratoire. Pour y remédier, entre autres mesures, la plus importante est sans contredit celle qui s'oppose à la dissémination du bacille par les crachats desséchés et en les détruisant par la stérilisation.

Dans le traitement curateur, les médicaments ne doivent être considérés que comme des adjuvants plus ou moins accessoires ; quelques-uns pourront aider à diminuer les souffrances des phtisiques ; mais aucun ne doit être considéré comme pouvant donner la guérison ; bien au contraire, les médicaments ont pour la plupart l'inconvénient de fatiguer l'estomac et de troubler les fonctions digestives, tandis qu'on doit s'efforcer de maintenir celles-ci aussi excellentes que possible.

Le traitement curateur véritable est un traitement hygiénique et diététique comprenant trois grands points : *cure d'alimentation, cure d'air et cure de repos,* auxquels on doit adjoindre quelques précautions hygiéniques, parmi lesquelles les soins à donner aux fonctions de la peau doivent occuper une place importante.

« Il n'est pas exagéré de dire, avec M. Letulle, que les tuberculeux sont les nombreuses et les plus intéressantes, souvent les plus innocentes des victimes de la vie parisienne ». Or, qu'a-t-on fait jusqu'à ce jour pour le traitement des tuberculeux qu'hospitalise l'Assistance publique de Paris ? On peut dire presque rien. A part quelques rares essais, tels que ceux que nous avons signalés de M. Debove, à Andral, le tuberculeux est surtout considéré comme un incurable auquel on semble accorder l'hospitalisation par simple commisération.

Cependant, déjà depuis nombre d'années, on demande hautement de prendre les mesures nécessaires à l'amélioration des tuberculeux. M. Grancher a été un des premiers à appeler l'attention sur la possibilité de traiter les phtisiques avec utilité.

En France, nous nous sommes laissés devancer par l'étranger : car dans presque tous les pays, en Allemagne, en Russie, en Suisse, en Angleterre, il existe des établissements destinés spécialement aux phtisiques, où ils sont traités d'après les mesures réclamées par la science moderne, tandis qu'en France, il n'existe que quelques rares établissements payants. Des projets sont à l'étude pour la construction d'hôpitaux de phtisiques. Mais le temps est probablement encore loin, où l'on pourra traiter tous les tuberculeux d'une façon raisonnée et convenable.

Cependant dernièrement l'Académie de médecine s'est émue de l'état actuel et, à la suite d'une discussion de cette assemblée, le Conseil municipal de Paris a décidé qu'une commission serait chargée de rechercher les moyens de combattre la contagion de la tuberculose. Après les séances de cette commission, MM. Grancher et Thoinot ont rédigé un rapport où se trouvent indiquées les mesures qui pouvaient être prises aussitôt pour le traitement de la phtisie. La commission s'est surtout attachée au traitement prophylactique.

A la suite de ce rapport, des salles ont été réservées spécialement pour les tuberculeux, dans certains hôpitaux de Paris ; car le tuberculeux est un danger pour ses compagnons de salle. Des mesures d'antisepsie médicale ont été prises pour éviter la contagion hospitalière de la phtisie. L'hôpital Boucicaut réalise à peu près dans leur ensemble les mesures qu'avait réclamées la Commission de la tuberculose.

Mais cela n'est pas suffisant. Le traitement hygiénique et curateur n'existe pas plus qu'auparavant ; quelques progrès ont bien été réalisés dans le service de M. Letulle à Boucicaut ; mais cela n'est pas encore suffisant. Cependant nous sommes persuadé que, dès à présent, on pourrait dans certains hôpitaux, suffisamment aménagés, pratiquer dans une certaine mesure la cure d'air et la cure de repos ; quant à la cure d'alimentation, on peut dire qu'elle est possible partout, c'est à l'administration de l'Assistance publique d'améliorer la nourriture des malades, tant au point de vue qualité, qu'au point de vue quantité et de permettre ainsi aux médecins de donner un régime alimentaire suffisant à leurs malades.

Voilà ce qui pourrait être fait « en attendant toutes les réformes sociales promises aux générations futures. Bien qu'il soit absolument impossible d'empêcher l'afflux toujours croissant des victimes, que l'hygiène s'efforce au moins de réparer les désastres dans la mesure du possible » (Letulle).

La création d'hôpitaux spéciaux s'impose. Ils seront construits et aménagés sur le modèle des sanatoria étrangers, celui de Dettweiler à Falkenstein, par exemple. Ces hôpitaux de phtisiques seront construits aux environs de Paris ; on devra prendre les dispositions nécessaires pour que la cure d'air puisse y être pratiquée d'une façon idéale.

En traitant ainsi les tuberculeux « on réaliserait des économies considérables, tant au point de vue du budget de l'Assistance publique, en réduisant le nombre des journées d'hôpital, qu'au point de vue, plus élevé, du capital social représenté par la vie humaine, en diminuant de jour en jour davantage, pour chacun, les chances de contagion » (Letulle).

Les statistiques prouvent bien qu'on doit attendre les meilleurs résultats du traitement rationnel de la phtisie. Car si on regarde par exemple ce qui s'est passé en Angleterre, où il existe des hôpitaux spéciaux pour les phtisiques, depuis plusieurs années, on voit que le nombre des décès par tuberculose, qui était, en 1870, de 2,410 par million d'habitants, est tombé, en 1893, à 1,468 ; tandis qu'en France la mortalité annuelle était en 1894 de 4,158 décès par million d'habitants, c'est-à-dire trois fois plus forte qu'en Angleterre.

Le traitement que nous avons exposé paraît simple et un médecin pourrait paraître inutile pour le surveiller. C'est une grave erreur, car il faut au contraire une surveillance médicale journalière. Le malade doit savoir que sa guérison sera une récompense de sa patience ; la victoire sera aux malades qui ont une ténacité suffisante pour faire la cure jusqu'au bout. Car le traitement hygiénique est long ; une discipline inflexible s'impose et le médecin doit s'efforcer de soutenir le courage du malade.

L'hôpital deviendra ainsi une véritable école d'hygiène ; le malade y apprendra les soins qu'il doit prendre pour sa santé ; rentré chez lui, il continuera à suivre les mesures nécessaires pour que son amélioration se maintienne. Il dira dans son entourage ce qu'il aura vu, ce qui lui aura été enseigné à son profit, et ainsi se trouveront répandues dans la société les mesures à prendre contre la contagion de la maladie.

Comme l'a dit M. Grancher, dans son récent rapport à l'Académie de médecine, l'hôpital devrait être « une école de propreté et de santé pour tous les malades qui le traversent et qui viennent lui demander un asile temporaire. Il faudrait que toute personne quittant l'hôpital en sortît plus instruite de ses devoirs envers elle-même, sa famille et le corps social ». Là les tuberculeux apprendraient « non seulement à se guérir, mais encore à éviter à eux-mêmes de nouvelles infections et à leur famille la contagion » (1).

---

(1) Grancher. Rapport à l'Académie de médecine ; séance du 3 mai 1898.

M. Grancher voudrait encore que la prophylaxie de la tuberculose ne s'exerçât pas seulement à l'hôpital. Dans tous les endroits publics, dans les immeubles recevant une agglomération d'individus, c'est-à-dire casernes, grands magasins, ateliers, écoles, etc., on devrait prendre les mesures d'hygiène destinées à combattre la propagation du bacille de Koch.

Pour cela, les idées actuelles au sujet de ce traitement prophylactique devraient être répandues le plus possible dans le public.

C'est dans cet ordre d'idées que M. le Pr Landouzy disait, dans la discussion de l'Académie de médecine, que c'est vraiment à l'Académie de médecine qu'il appartiendrait d'éclairer la religion des pouvoirs publics, des législateurs et des économistes, sur les mesures de tous ordres à prendre dans ce sens.

Bien plus : « Pourquoi l'Académie ne publierait-elle pas ses travaux à l'adresse des deux Chambres, à l'adresse des chefs de corps, à l'adresse des grandes compagnies, à l'adresse des administrations, à l'adresse des directeurs de toutes nos grandes Écoles, à l'adresse des grandes Revues, à l'adresse des préfets et des maires de nos grandes cités ? Pourquoi l'Académie ne ferait-elle pas, en matière d'affaires sanitaires, ce que le gouvernement fait en matière d'affaires intérieures et extérieures, par la publication de son livre bleu et de son livre jaune ? » Et, pour conclure, M. Landouzy demande à l'Académie de voter la double proposition suivante :

« 1° L'Académie publiant, sur la question de la prophylaxie de la tuberculose, un livre bleu, assurerait la distribution de celui-ci à tous les pouvoirs et à toutes les administrations intéressées ; 2° l'Académie, voulant que la nécessité et l'application des mesures préservatrices contre la tuberculose, par elle arrêtées, ait un retentissement universel, ferait tirer à plus de cent mille exemplaires *les instructions pratiques destinées :* « simplement (sans en « dire plus long) à informer le public que jamais on ne « doit cracher ailleurs que dans les crachoirs, par mesure « d'hygiène ; à apprendre au public la manière de choisir, « d'installer et d'entretenir un crachoir ».

« Je demanderais que la Commission étudiât immédiatement et réalisât les moyens de faire parvenir les instructions de l'Académie aux maires et aux instituteurs des 36.000 communes et à tous les hôteliers de France, les journaux de médecine se chargeant d'informer les médecins (1) ».

---

(1) Académie de médecine (séance du 7 juin 1898). *Presse médicale*, n° 49, 11 juin 1898.

OBSERVATIONS

OBSERVATION I

Recueillie dans le service du Dr ŒTTINGER à l'hôpital Broussais.

Émilie P..., couturière, occupe le n° 33 dans une chambre à deux lits dépendant de la salle Axenfeld.

Antécédents héréditaires. — Son père est vivant et bien portant. Sa mère est morte d'une affection cardiaque.

Antécédents collatéraux. — Un frère est mort à l'âge de deux ans de méningite, une sœur est encore vivante et bien portante.

Antécédents personnels. — La malade est âgée de 20 ans; elle est née à Paris, elle a été envoyée en nourrice en Normandie où elle restée jusqu'à l'âge de deux ans. Depuis, elle a toujours habité Paris. A 13 ans elle a eu une fluxion de poitrine; à 16 ans la fièvre scarlatine. Elle a eu ses premières règles à l'âge de 15 ans, elle a toujours été réglée régulièrement jusqu'en 1896.

Au mois de mars 1895, pendant qu'elle soignait sa mère malade, elle a pris froid. Elle a souffert alors d'un point de côté à droite et elle a toussé. On lui fit des badigeonnages de teinture d'iode sur la poitrine ; matin et soir elle prenait une cuillerée à soupe d'une potion à l'extrait thébaïque et au sirop de belladone. Le traitement dura une quinzaine de jours et, avec le beau temps, la toux disparut. Elle pesait à cette époque 59 kilogrammes.

Au mois de février 1896, elle souffre à nouveau d'un point de côté à droite et se remet à tousser. Elle dit qu'à cette époque elle avait continuellement le sang à la tête et les pieds glacés. Elle ne fait aucun traitement si ce n'est des badigeonnages à la teinture d'iode sur la poitrine. Elle continue cependant son travail, mais elle se fatigue beaucoup; car elle était obligée de rentrer fort tard chez elle.

Au mois de juin, elle se plaint de malaises revenant quotidiennement après le déjeuner et durant jusque vers quatre heures de l'après-midi; pendant ces malaises, la face était congestionnée; elle avait alors continuellement envie de dormir.

Au mois de juillet, elle tousse de nouveau; la toux est sèche; les malaises continuent et la nuit elle a des sueurs abondantes.

Le 14 juillet elle a ses règles qui durent huit jours. Le 28, elle a une forte hémoptysie; elle souffre d'une céphalalgie violente et se sent très faible. Elle consulte alors un médecin. On lui applique des ventouses sur le thorax et on lui fait prendre des cachets d'antipyrine. Ce traitement est continué pendant six semaines. Mais la malade devient de plus en plus faible; elle est très pâle, les sueurs nocturnes sont très abondantes; elle a perdu complètement l'appétit, et elle vomit le peu d'aliments qu'elle prend encore. Elle a maigri beaucoup, puisqu'elle ne pèse plus que 45 kilogrammes.

Elle avait cessé tout traitement, mais voyant que son état s'aggravait, elle consulte un nouveau médecin qui lui fait des pointes de feu sur le thorax tous les deux jours; tous les matins, elle prend de l'eau de Vichy à 34°, le soir des lavements avec de l'huile de foie de morue créosotée; on lui fait des frictions à l'eau de Cologne sur tout le corps; comme nourriture elle ne prend que des œufs et du lait. Pendant quelques jours se fait une poussée fébrille oscillant entre 39 et 40° et dépassant même parfois 40°.

Après une quinzaine de jours de ce traitement, la malade se trouve mieux; la toux est moins violente, les crachats moins épais et moins sales; elle supporte assez bien la nourriture qu'elle prend et qui consiste chaque jour en quatre œufs crus, du lait et du jus de viande.

Les règles ont totalement disparu depuis le mois de septembre; mais la malade perd abondamment en blanc. Au mois de décembre elle ne pèse plus que 37^{kgr},500.

Au mois de février 1897; il y a une notable amélioration ; la malade se lève et mange mieux; elle commence à prendre de l'huile de foie de morue tout en continuant le traitement précédent; la leucorrhée est moins abondante.

Au mois de mars, les règles reparaissent.

Au mois d'avril, la malade reprend son travail; elle prend par jour, comme nourriture, une douzaine d'œufs crus, de la viande crue et du lait ; on cesse les lavements que l'on remplace par des fumigations faites avec de la créosote et des bourgeons de sapin. Elle pèse 44 kilogrammes.

Pendant les mois de mai, juin et juillet, elle continue à suivre le même traitement ; elle pèse 45 kilogrammes en juillet. Mais après le déjeuner, les malaises reparaissent, comme ceux observés précédemment; elle tousse et expectore beaucoup; elle est très fatiguée.

Au mois d'avril, elle prend froid après un bain; les pieds et les mains sont enflés. Elle entre alors, le 18, à l'hôpital Cochin, dans le service du Dr Chauffard; après deux jours de repos, la malade se trouve mieux. On lui administre des lavements à la créosote; elle passe les journées au jardin et on lui donne une nourriture abondante. A son entrée elle pesait 45 kilogrammes; l'amélioration est notable au bout de quelques jours et le 4 octobre la malade veut quitter l'hôpital malgré les conseils de M. Chauffard; elle est relativement bien portante et pèse 47 kilogrammes.

Les règles n'ont pas apparu pendant les mois d'octobre, novembre et décembre.

Le 18 octobre la malade a une hémoptysie qui se renouvelle le lendemain; elle tousse beaucoup; l'expectoration est abondante; elle est gênée pour respirer et souffre d'un point de côté assez violent à droite.

Elle entre alors dans le service du Dr Œttinger à Broussais, le 27 octobre. L'auscultation révèle un foyer de broncho-pneumonie à droite, ainsi qu'une caverne au sommet droit. La température était de 39° et le lendemain de 40°; elle diminue les jours suivants et tombe peu à peu jusqu'à la normale.

Les crachats sont abondants, les quintes de toux fréquentes, mais la malade n'a plus d'hémoptysie.

La malade occupe une chambre exposée au midi ; la fenêtre reste largement ouverte constamment pendant le jour et la nuit. Pour se couvrir dans son lit, la malade a un édredon et une seule couverture ; jamais de boule chaude aux pieds.

Le point de côté disparaît, mais l'appétit ne revient toujours pas et elle ne s'alimente pas. Elle pèse 44kgr,900 à son entrée à l'hôpital.

Au mois de décembre l'appétit revient un peu ; elle prend par jour comme nourriture un litre de lait, de la viande crue, du bœuf et des légumes. La malade réclame même qu'on lui donne davantage de pain, la ration ordinaire ne lui suffisant pas. Elle est restée au lit jusqu'au commencement de décembre ; à cette époque, elle commence à se lever l'après-midi ; mais le soir elle est assez fatiguée.

Pendant les premiers jours de janvier survient une poussée fébrile ; depuis cette époque, la température s'est maintenue à la normale.

La malade dort assez bien la nuit, mais cependant le sommeil est léger et le moindre bruit suffit à la réveiller. Elle se trouve très bien de son séjour à l'hôpital ; elle trouve excellente l'habitude qu'elle a prise de coucher la fenêtre ouverte, car le Dr Œttinger fait aussi la cure d'air ; elle se trouve maintenant gênée lorsque la fenêtre est fermée. L'amélioration est très notable. Voici, d'ailleurs, les chiffres fournis par les différentes pesées qui ont été effectuées depuis son séjour :

14 décembre 1897. . .	44kgr,600	
21 — . . .	47	400
28 — . . .	47	400
4 janvier 1898. . . .	48	400
11 — . . .	49	100
18 — . . .	50	400
25 — . . .	50	400

15 février 1898. . . .	51kgr,400
22 — . . .	52 400
1er mars 1898.. . . .	53 400

4 mars. — Nous revoyons la malade ; l'état général est très satisfaisant ; l'appêtit est complètement revenu et elle digère très bien.

A la percussion, on note de la matité au sommet droit, le murmure respiratoire est un peu diminué dans le côté droit ; au sommet droit, on constate un souffle amphorique ; mais pas le moindre râle. L'auscultation ne révèle aucun signe morbide dans le poumon gauche.

En somme, la malade va bien ; son séjour à l'hôpital lui a été très profitable ; elle est la première à le constater ; elle manifeste même le désir de s'en aller à la fin du mois.

La malade sort le 4 avril, son poids a été :

Le 10 mars 1898. . . .	54 kilogrammes.
Le 23 — . . .	54kgr,800.

A sa sortie elle pesait 55kgr,400.

19 *avril.* — Nous avons revu la malade chez elle, l'appétit est toujours conservé, elle se nourrit bien, elle s'est pesée le 17 avril, son poids était de 57 kilogrammes.

Elle continue à coucher la fenêtre grande ouverte, comme à l'hôpital. Elle se met au lit le soir à 10 heures et se lève vers les 8 ou 9 heures. Elle travaille un peu chez elle à la couture. Elle sort toutes les après-midi quand le temps est favorable.

La malade est très satisfaite de son état de santé.

Nous l'auscultons et nous trouvons les mêmes signes que la fois dernière.

OBSERVATION II

Service du Dr Letulle à l'hôpital Boucicaut.

Le nommé Armand P... est âgé de 36 ans; il exerce la profession de journalier; il est entré à l'hôpital le 22 novembre 1897; il occupe le lit n° 3 du pavillon B.

Antécédents héréditaires. — Son père est bien portant; sa mère est morte à la suite de couches.

Antécédents collatéraux. — Une sœur est morte à 20 ans d'une affection pelvienne. Deux frères et quatre sœurs sont actuellement vivants et bien portants.

Antécédents personnels. — Il n'aurait jamais été malade, sauf en 1887 où il fut souffrant pendant une quinzaine de jours; il aurait eu à cette époque une affeotion thoracique; mais il ne peut préciser davantage.

Il est marié; il a un enfant qui est bien portant, quatre autres sont morts dans le cours du premier mois qui a suivi leur naissance.

Il dit que dans son métier il absorbe beaucoup de poussières. L'an dernier il s'est mis à boire de l'absinthe et de l'alcool en assez grande quantité; mais il n'était pas buveur auparavant.

Sa maladie aurait débuté au mois de janvier 1897 par des troubles digestifs; il n'avait plus d'appétit et vomissait fréquemment, surtout le matin. Il a toujours toussé un peu depuis le mois d'octobre 1896. Il n'a jamais eu d'hémoptysie.

Il est entré à l'hôpital Saint-Antoine le 25 mars 1897 et il y est resté jusqu'au 19 juin. Il fut traité par les injections de tuberculine. A son entrée il pesait 119 livres et 126 livres à sa sortie. Il passa alors quinze jours à l'asile de convalescence de Vincennes; quand il en est sorti il avait maigri de 7 livres. Il reprend son travail pendant lequel il était exposé à la chaleur de grands foyers et où il respirait beaucoup de poussières et de vapeurs d'acides.

Il travaille ainsi du 5 juillet au 27 septembre; pendant ce temps il continue à maigrir et à s'affaiblir, surtout vers la fin d'août. A cette époque, il est atteint de coryza aigu; la nuit il est tourmenté par des sueurs abondantes.

Il entre alors de nouveau à l'hôpital Saint-Antoine le 27 septembre. Il pesait à son entrée 116 *livres*. A cette époque on trouve à l'auscultation des râles de bronchite, surtout au sommet du poumon droit. Il existe de la submatité au niveau du même point. Les râles disparaissent peu à peu; ils ont complètement disparu le 2 novembre. Mais la respiration est rude et soufflante au sommet des deux poumons, surtout à droite. Le malade tousse beaucoup, mais expectore peu. La température pendant son séjour à l'hôpital oscille entre 37° et 38°, montant parfois jusqu'à 38°,3. L'inappétence persiste et le malade se plaint assez fréquemment de céphalalgie.

Il est transporté de l'hôpital Saint-Antoine à l'hôpital Boucicaut le 22 novembre.

Le 8 décembre l'examen du malade donne les signes suivants: à la palpation les vibrations thoraciques sont un peu plus accentuées au sommet du poumon gauche que du côté droit.

A l'auscultation, la respiration, au sommet droit, est soufflante et très rude aux deux temps; on entend quelques râles sous-crépitants après la toux.

Au poumon gauche la respiration est également soufflante, mais moins rude.

L'examen des crachats est positif.

Le malade se trouve bien mieux depuis son séjour à l'hôpital Boucicaut. Il se plaignait à Saint-Antoine du manque d'aération; la salle était encombrée par les brancards et les malades occupant les lits étaient aussi trop nombreux. Tandis qu'à Boucicaut, il trouve que l'air des salles est plus sain; d'ailleurs depuis son séjour il tousse beaucoup moins et il engraisse.

Pendant trois jours, il fait une poussée de grippe ; il a de la courbature, de l'inappétence et un léger accès de fièvre.

Il sort le 29 janvier 1898 ; l'examen des crachats est négatif ; la palpation et l'auscultation révèlent un état en voie d'amélioration.

Pendant son séjour sa température a toujours été normale.

Voici les résultats des différentes pesées faites pendant son séjour à l'hôpital Boucicaut :

22 novembre 1897. . .	61kgs,150	
1er décembre.	63	100
8 —	64	350
15 —	64	600
22 janvier 1898. . . .	65	100
29 — —. . . .	66	100

OBSERVATION III

Service du Dr Letulle à l'hôpital Boucicaut.

La nommée W... est âgée de 27 ans ; elle exerce la profession de blanchisseuse ; elle est entrée à l'hôpital le 22 novembre ; elle occupe le lit no 1 de la salle.

Antécédents héréditaires. — Son père et sa mère sont bien portants.

Antécédents collatéraux. — Douze frères et sœurs sont bien portants ; deux frères sont morts, l'un à Madagascar, l'autre au Tonkin.

Antécédents personnels. — Elle n'a jamais été malade. Elle a été réglée à 13 ans et demi ; les règles n'ont jamais été bien régulières.

Elle a mené deux grossesses à terme ; ses deux enfants sont morts en bas-âge, de convulsions.

Son mari a eu une pleurésie il y a une quinzaine d'années; depuis ce temps, il a toujours toussé.

En janvier 1894, la malade, alors employée à la lingerie de l'hôpital Saint-Antoine, s'enrhume et tousse jusqu'en juillet, époque à laquelle elle entre à Saint-Antoine dans le service du Dr Letulle, pour une bronchite. Elle a à ce moment une première hémoptysie: les sueurs sont abondantes la nuit; la malade maigrit et perd l'appétit. Elle quitte le service au bout de deux mois et demi un peu améliorée. Au bout de quatre mois, elle entre de nouveau à la salle Barth, puis une troisième fois; à ce moment, elle a une forte hémoptysie.

L'hiver 1895-96 se passe sans incidents. En juin 1896, elle retourne à l'hôpital et elle a une nouvelle hémoptysie.

Elle rentre encore une quatrième fois à l'hôpital Saint-Antoine, au mois de mai 1897. Le 22 novembre, le Dr Letulle la fait transporter à l'hôpital Boucicaut, dans son nouveau service; pendant les deux jours qui suivent son transport, elle crache à nouveau le sang.

L'appétit avait complètemet disparu, les quintes de toux étaient fréquentes, occasionnant des vomissements alimentaires.

On lui applique des cataplasmes à —80° (procédé du Dr Ribart); l'appétit revient. En 1894, elle pesait 55 kilogrammes; le 20 décembre 1897, elle pesait 40kgr,800; depuis son poids à notablement augmenté comme le montrent les pesées successives que nous avons notées à la fin de notre observation.

Examen de la malade. — A l'inspection, l'amaigrissement est assez notable; il existe une dépression sous la clavicule gauche.

A la palpation, les vibrations sont un peu diminuées à gauche.

A droite et en avant, submatité sous la clavicule; à gauche, matité dans toute la hauteur du poumon.

A l'auscultation, on trouve en avant et à droite l'inspiration rude, l'expiration prolongée; à gauche et en avant du souffle amphorique, de la branchophonie et de la pectoriloquie.

En arrière, à l'inspection, on constate une notable rétraction de toute la paroi gauche du thorax; les vibrations sont diminuées à gauche dans toute la hauteur du poumon. Il existe également de la matité dans tout le poumon gauche, ainsi qu'à droite dans la fosse sus-épineuse.

A l'auscultation, respiration à timbre amphorique à gauche. A la base droite, on note quelques râles humides ainsi que de la bronchophonie et de la pectoriloquie.

Le cœur ne présente rien d'anormal.

On constate quelques varices superficielles au niveau du genou droit.

Le 22 décembre une de ces varices est atteinte de phébite; elle siège à la face interne du genou droit; il existe à cet endroit une tache ecchymotique large de 3 centimètres et longue de 5 centimètres, à contours irréguliers et ne faisant pas de saillie. La douleur est assez vive et augmente avec les mouvements; on immobilise le membre et on fait de la compression ouatée.

4 février 1898. — L'ecchymose a pâli et disparaît seulement à cette époque. — Pendant ce temps l'œil droit est atteint de conjonctivite que l'on traite par les lavages boriqués chauds. Cette infection de l'œil paraît due à la cause suivante: les malades se lavaient la figure dans des cuvettes qui servaient en même temps à recevoir les pansements sales. Or le n° 6 de la salle avait été opérée de l'empyème pour une pleurésie purulente à staphylocoques. Une autre malade, couchée au n° 8 de la même salle et atteinte de rhumatisme articulaire aigu, fut également atteinte de conjonctivite à la même époque.

Voici les différents poids de la malade à l'hôpital Boucicaut:

Le 23 décembre 1897, elle pèse. .	43kgr,	750
Le 15 janvier 1898.	43	850
Le 8 février.	44	550
Le 14.	44	900
Le 21.	44	900
Le 28.	44	700

Le 7 mars.	45^{kgr},250
Le 14.	46 200
Le 21.	45 850
Le 28.	46 150
Le 4 avril 1898.	46 200
Le 12.	46 250
Le 18.	46 250

OBSERVATION IV

Service du Dr LETULLE à l'hôpital Boucicaut.

La nommée L... est âgée de 24 ans : elle exerce la profession de couturière ; elle est entrée à l'hôpital le 30 novembre, elle occupe le lit n° 9 de la salle.

Antécédents héréditaires. — Son père et sa mère sont bien portants.

Antécédents collatéraux. — Quatre sœurs bien portantes ; une est morte à l'âge de 12 ans.

Antécédents personnels. — A l'âge de 7 ans, elle a eu une coxalgie du côté droit; elle semble avoir été peu atteinte, car après un an de traitement sans immobilisation, elle a été complètement guérie. Actuellement la malade ne boite pas, et la coxalgie n'a pas laissé de traces. Réglée à 14 ans, la malade l'a été très irrégulièrement depuis. A 16 ans, elle est atteinte de chlorose ; elle est soignée chez M. Hayem pendant 6 semaines. Elle en sort non guérie, ne pouvant supporter le traitement ferrugineux, dit-elle. Depuis, elle est toujours souffrante et s'enrhume facilement.

Elle n'a jamais pu beaucoup travailler. Il y a trois mois, c'est-à-dire à la fin d'août, la malade pesait 47 kilogrammes, actuellement elle ne pèse plus que 42 kilogrammes.

Examen de la malade. — A l'inspection, l'amaigrissement

est assez notable, il existe une dépression sous la clavicule droite.

A la palpation, les vibrations ne donnent pas d'indications précises, cependant elles paraissent diminuées à droite.

A droite et en avant, la percussion dénote une submatité au-dessus et au-dessous de la clavicule.

A gauche le sommet sonne bien.

A l'auscultation, on trouve en avant et à droite l'inspiration rude et l'expiration prolongée ; à gauche, l'expiration prolongée. Aucun râle. La toux est retentissante et on peut noter la transmission très accusée des bruits du cœur sous la clavicule droite.

En arrière on trouve de la submatité au sommet droit dans les fosses sus-épineuses et sous-épineuses.

A gauche la sonorité est presque normale.

L'auscultation permet d'entendre à droite dans la fosse sus-épineuse un souffle caverneux très net. Quand la malade tousse, on trouve du retentissement de la toux et on entend des râles humides. A gauche, le murmure vésiculaire est très affaibli, l'inspiration est rude et l'expiration prolongée. Dans le reste du poumon on entend quelques sibilances.

Les autres organes n'offrent rien de particulier, les urines sont normales.

Le 13 décembre, le Dr Ribart applique sa méthode du froid. La malade qui jusque-là n'avait pas d'appétit, commence à en avoir, elle mange avec plus de plaisir ce qu'on lui donne.

Le 17 décembre, la malade mange davantage. Mais elle se plaint de ne pouvoir manger le soir, à cause du peu d'intervalle entre les deux repas. Car, le déjeuner ayant lieu à midi le plus souvent quand il devrait être servi à onze heures, le dîner est servi avant cinq heures.

Le 27 décembre, l'examen des crachats ne décèle plus de bacilles alors qu'on en avait trouvé dans les premiers jours du mois.

Nous revoyons la malade de temps en temps, elle est en voie

d'amélioration, et le 18 avril elle quitte la salle pour occuper une chambre à deux lits où elle fera la cure d'air. La malade couchait chez elle avant son entrée à l'hôpital, la fenêtre grande ouverte.

Le 22 avril, nous examinons la malade, elle tousse toujours mais crache moins abondamment, on ne constate qu'un bruit de souffle à droite. Elle mange les aliments qu'on lui donne, on ajoute à son ordinaire quatre œufs avec un litre de lait et de la poudre de viande à sa volonté.

Voici les différents poids de la malade à l'hôpital Boucicaut :

2 décembre 1897. . .	42kgr	
11 — . . .	44	100
16 — . . .	44	600
23 — . . .	45	750
13 janvier 1898. . . .	46	100
31 — . . .	47	050
8 février.	47	950
14 —	48	250
21 —	48	450
28 —	48	600
7 mars.	48	900
14 —	49	200
21 —	49	100
28 —	49	600
4 avril.	49	975
12 —	49	675
22 —	49	980

OBSERVATION V

Service du Dr Mathieu, à l'hôpital Andral.

Joseph A..., monteur en bronze, occupe le lit n° 13, dans une chambre du service du Dr Mathieu à Andral.

Antécédents héréditaires. — Son père et sa mère sont morts, le malade ne sait pas de quoi.

Antécédents collatéraux. — Deux frères actuellement bien portants.

Antécédents personnels. — Le malade est âgé de 46 ans, il est marié, sa femme est bien portante; il a un garçon âgé de 18 ans bien portant également.

Le malade est né à Paris; il dit n'avoir fait aucune maladie pendant son enfance. A l'âge de 19 ans, il a eu une pleurésie du côté gauche, depuis cette époque il s'est bien porté.

Vers le commencement de mars 1897, il a eu une hémoptysie assez abondante qui ne s'est jamais renouvelée, mais depuis il s'est mis à tousser et il a beaucoup maigri. Il entre à l'hôpital quelques jours après, il pèse 60 kilogrammes. Il se plaint d'avoir des sueurs abondantes la nuit; son expectoration est fréquente et muco-purulente. Il a perdu l'appétit et mange peu. La toux est fréquente; souvent après les repas les quintes déterminent des vomissements alimentaires.

A la percussion on trouve de la matité dans presque toute la hauteur du poumon gauche. A droite, il existe de la matité seulement au tiers supérieur du poumon.

L'auscultation révèle à gauche et en arrière des gargouillements, dans le reste du poumon on entend des râles sous-crépitants. Au sommet droit on entend des râles sous-crépitants abondants.

La température était de 38°,5 à son entrée, elle est revenue à la normale au bout de peu de jours.

Le malade est mis au lait pendant quelques jours. On lui donne en même temps du pain et du beurre. Le malade ne vomissant plus réclame à manger. On le met au 2e degré, en lui conservant son lait à la place du vin. L'appétit revient peu à peu et le malade mange avec plus d'entrain.

Vers le milieu d'avril on met le malade au 4e degré et on lui donne en plus de la nourriture officielle des pommes de terre en robe de chambre et du beurre.

A la fin du mois de mai, le malade se sent beaucoup mieux ; il n'a plus de sueurs comme à son entrée à l'hôpital, l'appétit est bon, le malade mange bien et même il trouve insuffisante la nourriture qu'on lui donne. A ce moment l'expectoration a diminué. Les signes stéthoscopiques se sont de beaucoup modifiés. Au sommet gauche en arrière on entend un souffle amphorique très net.

Le malade trouvant qu'il va mieux veut à toute force quitter l'hôpital malgré les conseils de M. Mathieu.

Il entre de nouveau à l'hôpital Andral, le 26 novembre 1897. Il nous dit qu'il a travaillé depuis sa sortie, il a été obligé de cesser seulement au commencement du mois d'octobre parce que son métier le fatiguait trop. Il nous dit que pendant son séjour chez lui, il est resté jour et nuit la fenêtre ouverte et qu'il s'est bien nourri.

Il est relativement bien portant, il se plaint seulement d'être assez fatigué, mais il n'a plus de sueurs. Il mange avec bon appétit, il ne tousse plus.

A gauche et en arrière on constate un souffle amphorique à timbre métallique.

Le malade ne crache plus du tout ; la caverne est donc bien vide, probablement cicatrisée ou du moins en voie de cicatrisation. Pas de râles dans les poumons. La température est normale.

On lui redonne le 4e degré avec pommes de terre et beurre.

Il sort le 20 avril, il est bien portant.

Son séjour à l'hôpital lui a été des plus profitables, il a augmenté assez graduellement de poids, comme en témoignent les chiffres snivants :

26 novembre 1897. . . .	60^{kgr}
8 décembre.	62 300
22 —	63 500
5 janvier 1898.	63 300
12 —	64
19 —	64

9 février.	64kgr
16 —	65
23 —	65 500
9 mars.	64 700
16 —	65
23 —	64 600
6 avril.	64 300
13 —	64 500
20 —	64 500

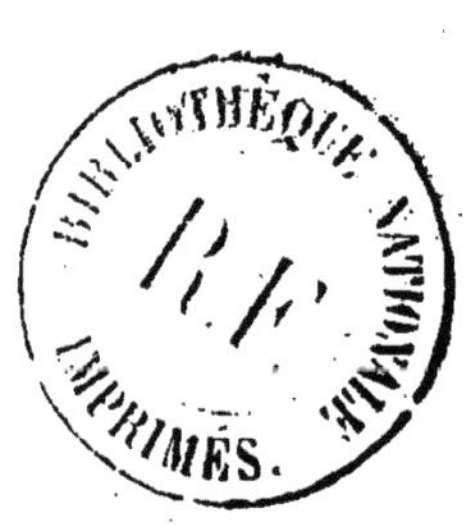

INDEX BIBLIOGRAPHIQUE

BACKER (DE). — Le sanatorium à pavillons séparés. *Revue de l'antisepsie,* 25 décembre 1896.

BEAULAVON. — De la tuberculose pulmonaire dans les sanatoria. 1896.

BELOUET. — Le sanatorium de Ruppertsheim pour les phtisiques nécessiteux.

BENNET. — Recherches sur le traitement de la phtisie pulmonaire par l'hygiène, les climats et la médecine, 1874.

BERTRAND. — La phtisie pulmonaire et les médications de l'appareil respiratoire. Traitement physiqne. Paris, 1881.

BERNHEIM. — Les sanatoria pour les pauvres. *Indépendance médicale,* 1896.

BLUMENFELD. — Sur l'influence des changements de climat dans la phtisie bacillaire. 1892, Wurtzbourg.

— Sur le régime diététique des corps gras chez le tuberculeux. *Journal de clinique médicale,* tome XXVIII.

— Où doit-on installer un hôpital de tuberculeux? *Idem,* 1896.

BŒGAERT (VAN). — Sanatoria pour tuberculeux. *Indép. méd.,* 1896.

BREHMER. — Thérapeutique de la phtisie chronique. Wiesbaden, Bergmann, 1887.

BRIQUET. — Où devons-nous envoyer nos tuberculeux? 1898.

BROWN-SÉQUARD et D'ARSONVAL. — Toxicité de l'air expiré. *Société de biol. Compte rendu de l'Acad. des Sciences,* 1888.

BRUNON. — Le sanatorium de Vernet. Rouen, Deshays, 1891.

CASARINI. — L'hydrothérapie dans la tuberculose pulmonaire. 1897.

CAZALIS. — La tuberculose et les sanatoria. 1897.

CHARRIN. — Atmosphère et maladies infectieuses. *Revue d'hygiène,* 1897.

CHESNAY. — Le traitement hygiénique de la phtisie pulmonaire. *Thèse,* 1888.

COLIN. — Paris, son hygiène, sa topographie, 1888.

CROISIER et BERGÉ. — Traitement de la phtisie pulmonaire. *Traité de thérapeutique appliquée d'A. Robin,* 1896.

DEBOVE. — Leçons sur la phtisie. Paris, 1884.

DESTREZ. — Du traitement hygiénique de la phtisie dans les établissements fermés. 1889.

DETTWEILER. — Traitement de la phtisie dans les établissements fermés. Berlin, Reimer, 1884.

— Rapport sur 72 cas de guérison radicale datant de 3 ou 9 ans.

— et J. PENZOLDT. — La thérapeutique de la phtisie. *Débat au congrès de médecine interne, VIe congrès, Wisbaden, Bergmann,* 1887.

— Communication sur le premier lazaret populaire pour les phtisiques pauvres établi à Falkenstein dans le Taunus. *Semaine médicale allemande,* 1892, n° 48.

DODIEAU. — Aération continue dans les hôpitaux. Paris, 1889.

DRIVER. — Nécessité de construire de nombreux lazarets populaires pour les phtisiques. Mémoire au roi de Saxe.

DUMAREST. — Le traitement de la tuberculose. *Écho médical de Lyon,* 15 mars 1897.

— Valeur médicale des climats d'altitude. *Id.,* 27 septembre 1897.

DYRENFURTH. — Sur les lazarets pour phtisiques. Berlin, 1890.

FINKELNBURG-ZIMMERMANN. — Sur la construction des sanatoria populaires pour phtisiques. Discours à l'Assemblée générale de la Société du Bas-Rhin pour l'hygiène publique, 2 décembre 1889 à Düsseldorf. Bonn, 1892.

Fornaca et Micheli. — Alimentation hypodermique avec l'huile d'olive. *Reforma Medica,* 1897.

Fremy. — Les établissements fermés pour le traitement des phtisiques. Congrès de la tuberculose, 1888.

Gallavardin. — Traitement alimentaire de la phtisie. *Art médical,* 1897.

Grancher. — Maladies de l'appareil respiratoire. Paris, 1890.

— Rapport présenté par Paul Strauss au nom de la 5e commission sur la création d'un sanatorium de phtisiques à Angicourt (Oise). Conseil municipal de Paris, 1894.

— Traitement de la tuberculose, alimentation. *Bull. méd.* Paris, 1896.

— De l'alimentation des tuberculeux. *Revue d'hygiène thérapeutique,* 1897.

— et Thoinot. — Hospitalisation des tuberculeux. *Ann. d'hyg. publ.,* 1897.

— Rapport à l'Académie de médecine, séance du 3 mai 1898.

Harpe (de la). — Formulaire des stations d'hiver et des stations d'été. 1895.

Heller. — L'hospitalisation des tuberculeux en Autriche. *Presse médicale,* 1896.

Herwitt. — Sanatorium universel. *The Medical Bull.,* 1897.

Hérard, Cornil et Hanot. — La phtisie pulmonaire. Paris, Alcan, 1884.

Hess. — Sur les lazarets pour phtisiques pauvres à Falkenstein dans le Taunus. *Journal des affections pulmonaires,* 1892, nos 11 et 12.

Hodge. — Traitement de la phtisie. *Ann. méd. Bull.,* 1896.

Jaccoud. — Curabilité et traitement de la phtisie, 1881.

— La station médicale de Saint-Montz. 1873.

Jambasch. — La phtisie et les climats chauds. Enke, Stuttgart, 1887.

— Traitement de la tuberculose par les climats. 1890.

Jayle. — L'hôpital Boucicaut. *Presse médicale,* 1897.

Jaruntowski. — Les établissements fermés pour tuberculeux et le traitement.

Jasinski. — Gœbersdorf et ses hôpitaux. *Pét. Méd. sem.,* 1887.

Jabinsberger. — Les sanatoria contre la phtisie. Berlin, 1890.

Jenkins. — L'État doit-il créer des hôpitaux pour les tuberculeux pauvres ? *Journ. Americ. med. Ass.,* 1896.

Kaatzer. — Un lazaret pour phtisiques, convalescents, etc. Hanovre, 1885.

Knopf. — Les sanatoria. Traitement et prophylaxie de la phtisie pulmonaire. Carré, Paris, 1895.

— Le traitement hygiénique et symptomatique de la tuberculose pulmonaire; considérations en faveur des sanatoria pour les malades pauvres. *Medical Record,* 1897.

Korack. — Traitement de la tuberculose pulmonaire à domicile. *Med. Woch.,* 1896.

Lagrange. — De l'immobilisation dans la cure d'air. *Revue des mal. de la nutrition,* 1895.

Lalesque. — Cure marine dans la tuberculose. *Revue d'hyg. thérap.,* 1897.

Landouzy. — Comment et pourquoi on devient tuberculeux (Leçon clinique de l'hôpital de la Charité). *Progrès médical,* 1882, p. 627 et suiv.

— Tuberculose du premier âge : sa fréquence, étiologie, prophylaxie. *Congrès de la tuberculose,* 1888, 1891, et *Revue de médecine,* 1887, 1891.

— Tuberculose héréditaire : typique et atypique. Hérédo-tuberculose : dystrophie tuberculeuse. *Revue de médecine,* 1891, p. 411.

— Rapport de la sous-commission de la tuberculose chargée d'étudier la morbidité et l'hygiène du personnel hospitalier parisien. *Rapports et procès-verbaux de la Commission spéciale de la tuberculose, constituée en 1896 par le directeur de l'Administration générale de l'Assistance publique,* 1896, p. 75.

LANDOUZY. — Prophylaxie de la tuberculose (Cours de la Faculté de médecine de Paris). *Les Sérothérapies,* 1898, p. 364 (Georges Carré et C. Naud, éditeurs).

— Prophylaxie de la tuberculose. *Académie de médecine,* séance du 7 juin 1898 et *Presse médicale,* 1898, n° 49 du 11 juin.

LAUNOIS. — La contagion de la tuberculose. *Revue gén. int. scient.,* mai.

LAUTH. — Traitement de la tuberculose par l'altitude.

LECLERC. — Des moyens à employer pour guérir et éviter la tuberculose. 1896.

LEFRANÇOIS. — Méthodes thérapeutiques dans le traitement de la tuberculose. 1896.

LEROUX (Ch.). — La cure marine de la phtisie. *Méd. moderne,* 27 novembre 1897.

LETULLE. — L'hospitalisation des phtisiques parisiens. *Soc. de méd. publique et d'hygiène professionnelle,* 23 novembre 1892.

— *Revue d'hygiène.* 1893, p. 110.

— Hygiène hospitalière : L'hospitalisation des phtisiques. *Semaine méd.,* 4 mai 1892, p. 179.

— Les tuberculeux dans les hôpitaux de Paris. *Presse méd.,* 1894, p. 255.

LEYDEN. — Discours sur les sanatoria pour phtisiques, tenu à la Société allemande d'hygiène publique de Berlin.

— Sur le pneumothorax tuberculeux ainsi que remarques sur les lazarets pour tuberculeux. *Deut. med. Woch.,* 1890.

— Sur l'assistance des tuberculeux pauvres dans les grandes villes. *Berlin. klin. Woch.,* 24 septembre 1894.

LIEBE. — Le mouvement en faveur des établissements de cure pour tuberculeux primaires en Allemagne et à l'étranger. *Hyg. Rund.*

LINDSAY. — Traitement climatérique de la phtisie. 1892.

Lohmann. — Fondation d'hôpitaux spéciaux pour les pauvres tuberculeux. Hanovre, 1890.

Malibran. — Menton, *Presse méd.*, 2 octobre 1897.

Malinas. — Le sanatorium de Nossi-Comba. *Arch. de méd. et de ph. militaires,* janvier 1897.

Monasse. — De la guérison des tuberculeux par le traitement hygiéno-diététique dans les villes d'eaux. Berlin, 1891.

Marfan. — Une visite au sanatorium du Canigou, 1891.

Marty-Martineau. — Description du sanatorium type pour tuberculeux construit en France. *Ind. méd.*, 1896.

Mayer. — La tuberculose et son traitement actuel dans les sanatoria et les asiles. *Clin. Zeit.* Vienne, 1893.

Mazeger. — Méran-Maïs (traduit par Potzelberger, 1887).

Meissen. — Exposé sur le nouvel hôpital pour tuberculeux. *Cent. für allg.*, 1889.

— A l'usage du phtisique. Berlin, E. Grosser.

Merklen. — Hygiène du tuberculeux. Alcan, 1896.

Miquel. — Des organismes microscopiques de l'air de la mer. *Semaine méd.*, 1894.

Mitcheli. — Traitement de la tuberculose. *Journ. amer. med. Ass.*, 15 août 1896.

Mœller. — Les sanatoria pour le traitement de la phtisie. Bruxelles, 1894.

Moore. — Traitement et prophylaxie de la tuberculose. *Ther. Gaz.*, 16 novembre 1896.

Morel-Lavallée et Gandil. — Des contre-indications du climat méditerranéen dans la phtisie. *Rev. int. de thérap. et pharm.* 1897.

Morin. — Traitement de la tuberculose pulmonaire par le climat d'altitude. *Revue méd. de la Suisse Romande,* 20 janv. 1890, p. 11.

Moritz. — Sanatoria pour tuberculeux. *Rev. trimest. de Berlin.*

Mouraô-Pitta. — Madère. Alcan, 1889.

Morkotoum. — Importance prophylactique et curative du changement de climat dans le traitement de la phtisie pulmonaire. *Vratih,* 17 novembre 1896.

Muselier. — Le traitement de la tuberculose. *Bull. gén. de thérap.*, 30 août 1896.

Nahm. — Les hôpitaux de tuberculeux sont-ils dangereux pour les habitations voisines ? *Munch. méd. Woch.*, 1895, n° 40.

Netter. — Sur les précautions à prendre pour prévenir les dangers provenant du voisinage des sanatoria destinés aux phtisiques. *Revue de la tuberculose,* 1895, n° 1.

Onimus. — L'hiver dans les Alpes-Maritimes. 1894.

Paquin. — Traitement moderne de la tuberculose, médication spécifique et organique. *N.-Y. Méd.*, 1896.

Palleski. — Görbersdorf, ville de cure en Silésie : un sanatorium pour tuberculeux. Berlin, Eisslen, 1892.

Penzoldt. — Thérapeutique de la tuberculose pulmonaire. Iéna.

Petit (Léon). — Le phtisique et son traitement hygiénique. Alcan.

Petit (L.-H.). — Hygiène des sanatoria. 1894.

Playter. — L'air froid dans le traitement de la phtisie. *Amer. med. Bull.*, 17 octobre 1896.

Plicque. — Le sanatorium pour tuberculeux d'Angicourt. 1897.

Plumaudon. — Les poussières atmosphériques. *Soc. d'éd. scient.*, 1896.

Pompéani. — Le climat d'Ajaccio et le traitement de la tuberculose pulmonaire. 1898.

Porthal (G.), — De la ventilisation, du chauffage et de l'éclairage dans les hôpitaux. Lyon, 1895.

Porter. — Traitement diététique de la tuberculose. *Amer. med. surg. Bull.*, 1896.

Proust. — Traité d'hygiène. 1881.

Rodovici. — Le climat des altitudes dans le traitement de la phtisie pulmonaire. 1896.

Regnard. — La cure d'altitude. 1897.

Reneff. — Sur la valeur des sanatoria pour la prophylaxie et le traitement de la phtisie pulmonaire. Saint-Pétersbourg. 1896.

Ribard. — Crymothérapie locale dans la tuberculose. Mars 1898.

Rœmpler. — Sur la contagion de la tuberculose et son influence sur la mortalité dans les lieux de préférence visités par les phtisiques. 1890.

Roempler. — Sur la situation actuelle de la prophylaxie de la tuberculose. 1891.

Rosenberger. — Création de sanatoria pour les affections de poitrine diverses. Février 1896.

Rundle (H.). — Une visite à Falkenstein. *St Bartholomew's Hospital Journal,* 1896.

Von Rück. — Traitement climatérique de la phtisie avec une description du climat d'Ashville. 1893.

Sabourin. — Traitement rationnel de la phtisie. 1895.

Schmid. — Sur les sanatoria populaires pour tuberculeux. *Munich Woch.,* 1893.

Schröder et Gabrilowitch. — Sur le traitement des tuberculeux. *Thérap. Mon.,* 1897.

Schroetter. — Sur la situation actuelle de la question pour la construction d'un lazaret spécial pour tuberculeux. 1892.

— Nouveau sanatorium pour tuberculeux à Alland. Vienne, 1895.

Séailles. — La tuberculose au Bureau de bienfaisance. *Méd. mod.,* 1896.

Sée. — De la phtisie bacillaire des poumons. 1884.

Sommerfeld. — Construisez des hôpitaux de phtisiques. 1895.

Souplet. — Des bains tièdes dans la tuberculose. 1873.

Stauss. — La tuberculose et son bacille. 1895.

Von Szontagh. — De la guérison des phtisiques dans la région des hauts plateaux à propos de l'hospice de Neu-Schmecks. 1884.

Trélat. — L'Assistance hospitalière à Paris. 1877.

Turban. — Le traitement curatif de Koch chez les tuberculeux, adapté au traitement dans les climats de montagne. Wiesbaden, 1891.

— Sur la construction d'hôpitaux spéciaux pour tuberculeux en Suisse. Davos, 1893.

UNTERBERGER. — La tuberculose pulmonaire et son traitement dans les sanatoria. Saint-Pétersbourg, *Med. Woch.,* 1896.

VAN RYN. — Davos et les climats d'altitude. *La Clinique,* 1897.

VIDAL. — Le climat d'Hyères et le sanatorium maritime. 1888.

VIOLLET-LE-DUC. — Histoire des habitations humaines.

VOLLAND. — Du traitement des phtisiques dans les montagnes. Leipzig, 1889.

WALTERS. — Quelques sanatoria allemands pour la tuberculose. *Lancet,* 1896.

WASSERFUHR. — La semaine médicale allemande. 1892.

WEICKER. — Pour combattre la tuberculose. Stuttgart, *Hygicia.*

WEBER (H.). — Du traitement des phtisiques dans les hôpitaux spéciaux. 1890.

WOLF et SAUGMANN. — Sur la durée de la cure chez les tuberculeux. Wiesbaden, 1891.

WOLF. — Sur la fondation de sanatoria pour les maladies de poitrine. 1892.

— Le traitement moderne de la tuberculose. Wiesbaden, 1895.

WYSS. — De la création d'un sanatorium pour les tuberculeux dans le canton de Zurich. 1895.

CHARTRES. — IMPRIMERIE DURAND, RUE FULBERT.

CHARTRES. — IMPRIMERIE DURAND, RUE FULBERT

www.ingramcontent.com/pod-product-compliance
Ingram Content Group UK Ltd.
Pitfield, Milton Keynes, MK11 3LW, UK
UKHW021041230726
13926UKWH00004B/1596